Médecin pour toujours

Rue des Écoles

Collection dirigée par Jérôme Martin

La collection « Rue des Écoles » est dédiée à l'édition de travaux personnels, venus de tous horizons : historique, philosophique, politique, etc. Elle accueille également des œuvres de fiction (romans) et des textes autobiographiques.

Déjà parus

Chpaltine (Guillaume), *Au nom du pire, du fils et du mauvais esprit*, roman, 2023.
Déas (Ùna), *La louve*, roman, 2023.
Magaram (Tamara), *Survivre à la famille toxique. Rupture familiale et reconstruction*, 2023.
Robert (Maurice), *Une petite barrière*, roman, 2023.
Picaudou Arpaillange (Mireille), *Ultime espérance,* roman, 2023.
Troin (Jean-François), *Même pas Vieux !*, 2023.
Diaz (Claude), *Le gris du ciel, le blanc des blouses, Destins croisés en milieu médical*, roman, 2023.
Beïret Montagné (Jean-Claude), *Trois vies, Histoires de vies bien remplies*, 2023.
Lévy (Dominique Rachel), *Anatomie d'une relation*, roman, 2023.
Pierre (Dubois), *Dépossession. Mémoires d'un musicien de l'ombre*, 2023.
Monceau (Ariane), *Le plus grand théâtre*, 2023.
Guérin (Richard), *Adieu l'EHPAD. Vive les tropiques !*, 2023.

Ces douze derniers titres de la collection sont classés par ordre chronologique en commençant par le plus récent.
La liste complète des parutions, avec une courte présentation du contenu des ouvrages, peut être consultée sur le site www.editions-harmattan.fr

Jean-Pierre Door

Médecin pour toujours

Au chevet du système de santé français

Préface de Xavier Bertrand

L'Harmattan

5-7, rue de l'Ecole-Polytechnique, 75005 Paris
http://www.editions-harmattan.fr
ISBN : 978-2-14-049835-0
EAN : 9782140498350

Préface, par Xavier Bertrand

Jean-Pierre Door, la santé et nos concitoyens au cœur

Jean-Pierre Door est un homme de fidélités et d'engagements. Fidélité à une vision exigeante et humaniste de la santé, lui qui a exercé comme cardiologue de terrain, en ville et à l'hôpital ; lui qui, à l'Assemblée nationale, a souvent été en avance, alertant le ministre de l'Assurance maladie, de la Santé, de la Solidarité de 2004 à 2007, puis de 2010 à 2012. Ensemble, nous avons mené des combats essentiels, sur la préparation pandémique ; sur l'élargissement du *numerus clausus* et la lutte contre les déserts médicaux ; sur l'extension de la télémédecine dont son département – le Loiret – a été pionnier ; sur la transparence des laboratoires à la suite du scandale du Mediator, sur lesquels je reviendrai.

Fidélité à nos concitoyens, lui le médecin qui n'a jamais compté ses heures, le maire dévoué, avec cette proximité qui manque tant aujourd'hui à beaucoup de nos élus et qui plaide, comme il le souligne lui-même, pour le retour du député-maire pour éviter des assemblées hors sol qui éloignent les Français de leurs élus. Vous le découvrirez, ce livre ne revient pas seulement sur les expériences de Jean-Pierre dans le domaine de la politique et de la santé, c'est un livre sensible, profondément humain, à son image, où il se livre sur sa vie, sa famille, et tous ces moments de nos vies d'élus où nous partageons les peines et les joies des habitants.

Fidélité à son territoire, Montargis, le Loiret, dont il a été conseiller municipal, conseiller régional, maire pendant 17 ans, président d'agglomération et député pendant 20 ans, un territoire qu'il a marqué de son empreinte, capable de remuer ciel et terre pour de grands projets, tout en restant attentif au quotidien des Montargois.

Fidélité enfin à ses convictions, celles d'un gaulliste, d'un gaulliste social, d'un gaulliste qui refuse toute compromission avec les extrêmes.

Mais ce livre n'est ni un testament politique, ni uniquement un retour sur ses expériences et ses engagements. C'est un livre résolument tourné vers l'avenir, sur la nécessaire réforme de notre système de santé dont il est l'un des meilleurs experts, un livre qui démontre que Jean-Pierre n'a rien perdu de son énergie, de la lucidité de son analyse, et de sa force de proposition.

Je partage l'avis de Jean-Pierre sur le fait que nous n'avons pas assez tiré les leçons de la crise COVID. Nous avions travaillé ensemble, dès 2006, à la création de l'ÉPRUS, l'établissement de préparation et de réponse aux urgences sanitaires, à la constitution de stocks stratégiques, à l'organisation d'une chaîne de production de vaccins en cas de nécessité, autant de politiques qui ont été abandonnées et que nous devons impérativement réactiver. La crise a également démontré les conséquences de la faiblesse de notre politique de prévention, des enjeux immenses de la formation des jeunes générations de médecins, de la réforme de l'hôpital et des ARS. Jean-Pierre n'est jamais dans le seul constat, il apporte des réponses, des propositions, que vous pourrez découvrir dans ce livre, et dont je ne doute pas que vous partagiez la pertinence.

Jean-Pierre a passé sa vie à ausculter et soigner les cœurs, ceux de ses patients, ceux des habitants de sa ville et de sa circonscription, ceux des professionnels de santé qui croient ardemment à notre système et souhaitent sa réforme. C'est un homme de cœur. J'ai été maire, je sais que parfois nos concitoyens ressortent de notre bureau en disant « Merci Docteur », tant finalement la proximité et la réponse aux problèmes du quotidien sont des vertus partagées par cette fonction et cette profession. Jean-Pierre s'est inscrit dans cette très belle tradition de médecins, élus locaux, parlementaires, qui ont tant fait pour leurs habitants et notre pays. Merci Docteur, du fond du cœur.

Xavier Bertrand

Ministre du Travail, de l'Emploi et de la Santé
(novembre 2010 – mai 2012)

Ministre du Travail, des Relations sociales,
de la Solidarité et de la Famille
(mai 2007 – janvier 2009)

Ministre de la Santé et des Solidarités
(2 juin 2005 – 26 mars 2007)

AVANT- PROPOS

Aujourd'hui, un très grand nombre de personnes doutent du système de santé. Nous sommes passés d'une très grande confiance à une très grande méfiance. Ce sentiment s'est installé puis généralisé et concerne tous les secteurs de notre système de santé, la vaccination ou encore le financement. Or dans le même temps, la médecine – considérée dans son ensemble – continue de progresser grâce à la recherche. Nous sommes inquiets, méfiants, alors qu'auparavant, nous avions confiance. Je fais partie de ceux qui ont connu cette époque où chacun, dans les villages, dans les cours de ferme, avait son « toubib » et lui faisait confiance. Aujourd'hui, la méfiance s'est installée à l'égard de tout le système, que ce soit la médecine de ville ou la médecine hospitalière. Là-dessus s'est greffée une judiciarisation de la société : dès que quelque chose ne va pas, à la moindre « mouche dans le lait », la caisse de résonance médiatique remplit son œuvre et le brouhaha est amplifié par la chaîne des réseaux sociaux. Il ne se passe pas une journée sans qu'un sujet ou un autre ne soit traité à la télévision. Il y a toujours une actualité qui vient se greffer et génère un sentiment diffus d'anxiété, un « climat anxiogène » comme on dit actuellement. Cela installe un sentiment de défiance à l'égard de l'ensemble du système alors qu'en sous-main – cela passe sous les radars des médias *mainstream* – le progrès continue dans tous les domaines, les thérapeutiques, les diagnostics, et nous emmène vers la médecine de 2050. L'angoisse, la méfiance, la défiance sont venues par le biais de l'actualité, par une accumulation qui finit par nous mettre dans la tête que « ça va mal », que bientôt, il n'y aura plus moyen de se soigner. On culpabilise également les uns et les autres – les patients, le personnel de santé – d'être à l'origine du mauvais état de notre système de santé. Sans compter cette judiciarisation galopante. On en arrive à avoir l'impression qu'il vaudrait mieux faire une médecine sans les médecins, que l'ensemble de la chaîne de soins soit robotisée pour « couper court » à ce genre de problème. Dans le même temps, les patients voudraient presque avoir un médecin à leur porte, un médecin qu'ils appelleraient et qui serait capable de venir presque dans l'instant. Or ce qui paraît aujourd'hui une fiction était une réalité jusqu'à il y a trente ou quarante ans, quand il y avait encore des médecins dans tous les villages. Quand on considère le nombre d'étudiants qui s'inscrivent en première année de médecine, on constate qu'ils sont actuellement environ 50 000 chaque année pour un peu moins de 15 000 admis en 2e année. Cela fait 35 000 jeunes gens qui avaient envie d'épouser ces métiers et qui se retrouvent K.-O., au tapis, et ne savent plus forcément quoi faire. Dans le même temps, ceux qui sont autorisés à poursuivre leurs études se dispersent dans un nombre conséquent de spécialités. Ce système fait que, en fin de compte, on se retrouve avec très peu de généralistes, alors que la médecine générale est le plus bel exercice en matière de médecine. Et puis il y a ceux qui n'ont pas pu continuer en France, mais vont persister en s'inscrivant ailleurs en Europe, notamment à Cluj, en Roumanie, à un moment où, en France, nous avons besoin de toutes les forces vives. Quant à ceux qui veulent se former comme infirmières ou infirmiers, il faut les aider bien plus qu'on ne le fait actuellement. Dans l'ensemble, il ne s'agit pas de jeunes gens issus de classes aisées, mais plutôt de classes moyennes et populaires. Il faut donc trouver des solutions afin de les aider à mener leurs études : augmenter le nombre de places dans les écoles, améliorer le financement de leurs études, apporter des aides pour leur logement, etc. Car si notre système hospitalier est menacé d'effondrement, c'est plutôt par manque de personnel de santé, que ce soit des médecins ou du personnel infirmier. Tous exercent un beau métier, mais nous sommes aujourd'hui en manque de candidatures : les gens n'ont plus envie de s'engager dans cette filière parce qu'elle n'est pas présentée sous son bon jour. De plus, en termes financiers, nous sommes parmi les pays d'Europe où le personnel hospitalier est le moins bien payé. Ces deux facteurs sont à la source de la raréfaction du personnel, de sa pénurie. Ce constat est également valable pour la médecine de ville. Si encore l'un ou l'autre des deux systèmes allait bien, on ne se poserait pas autant de questions au sujet de la santé du système dans sa globalité. Normalement, notre système devrait marcher sur ses deux pieds, le système ambulatoire et le système hospitalier. Actuellement, il boite de ses deux pieds, et il va, cahin-caha, clopin-clopant. Nous devons tenir le coup, car nous n'avons pas le droit de laisser tomber les patients, de les abandonner et de jeter aux orties notre système de santé. La balle est à présent plutôt du côté des politiques : les professionnels de santé n'attendent que cela. Certes, ils sont au bout du rouleau, l'envie n'est plus forcément au rendez-vous, mais pourquoi tirer ainsi sur l'ambulance ? Au contraire, nous avons un constat qui nous permet d'établir un diagnostic : entamons la phase de traitement. On sait que notre système de santé ne va pas bien, mais il y en a marre de cette rengaine : il faut changer de disque, arrêter la complainte et se préparer à prendre de grandes décisions qui permettent de changer de cap. C'est l'objet de ce livre.

Partie I :

La lente dérive du système de santé français

Tout un système à la dérive

Le Dr Patrick Bouet, médecin généraliste à Montfermeil, en Seine-Saint-Denis, et par ailleurs président du Conseil de l'Ordre des médecins depuis 2013, a intitulé son livre publié en 2018, *Explosion programmée*[1]. L'explosion est en effet vraiment programmée. Il a ajouté en sous-titre : « Il faut agir maintenant ». C'est vrai aussi, c'est vrai depuis trop longtemps, mais comment agir ? Tout le monde se pose la question, personne n'a la bonne réponse. Quelle serait la bonne réponse ? Il faudrait mettre un bon coup de pied dans la fourmilière et dire « Stop, ça suffit ! ». Pour le moment, je vois surtout que le système de santé français est au bord du gouffre, tout près du désastre. Des pays voisins ont pris le même chemin, que ce soit l'Allemagne, l'Italie, l'Espagne. Les pays nordiques sont eux aussi en difficulté. Il va vraiment falloir trouver des solutions.

Hier encore, le système de santé français était envié de tous et je ne connais pas un patient qui souhaite aller se faire soigner ou opérer à l'étranger. Touristes ou expatriés, tout le monde est content de rentrer en France quand il s'avère nécessaire d'engager des soins de santé. Tout le monde s'accorde à dire que ce système de santé est un bijou, d'abord parce qu'il offre une haute protection sociale, avec une prise en charge importante qui s'élève à près de 95 % pour les patients qui souffrent des pathologies les plus graves, et 70 à 75 % pour les autres.

Nous avons un double système. Il est composé d'une part de la Sécurité sociale, fondée en 1944 par Pierre Laroque, qui fonctionne grâce aux cotisations liées au travail de chacun, et d'autre part de nombreuses mutuelles complémentaires de santé qui viennent suppléer ce que la Sécurité sociale ne rembourse pas. La protection assurée par ce système est d'un haut niveau au regard d'autres systèmes dans le monde. Malheureusement, il se trouve aujourd'hui au bord de la rupture. On a l'impression qu'on va dans le mur pour deux

---

[1] Dr Patrick BOUET, *Santé : explosion programmée*, Éditions de l'Observatoire, 2018, 192 pages.

raisons. La première réside dans le système d'organisation des soins en France, que ce soit pour les soins ambulatoires, l'exercice des médecins libéraux ou celui des médecins salariés exerçant dans les centres de santé, les établissements privés et ceux qui relèvent du public. Ce système avance sur deux pieds : un pied privé ; l'autre, public. On compte environ mille établissements publics et autant de privés. Mais du point de vue de l'organisation, ce système est en train de dérailler. On ne sait plus trop qui fait quoi, pour qui ce système est fait et pour quoi il est fait.

Aujourd'hui, je trouve que les professionnels de santé sont désenchantés. Ils n'ont plus autant la fibre médicale, la vocation ne leur colle plus à la peau, car ils sont soumis à beaucoup trop de contraintes. Les soignants – infirmiers, infirmières, aides-soignantes, ambulanciers, etc. – représentent plusieurs centaines de milliers de personnes en France. Ils travaillent pour chacun d'entre nous et, on l'a bien vu bien pendant l'épidémie de COVID-19, ils sont à la peine. Il faut d'ailleurs leur tirer un grand coup de chapeau, car cette crise sanitaire aura duré une trentaine de mois. La situation était inédite. Si beaucoup de Français ont un temps applaudi le personnel de santé tous les soirs à 20 heures, c'est parce qu'ils ont bien vu qu'ils étaient soumis à rude épreuve et que, par rapport à leurs collègues d'autres pays, ils sont nettement moins honorés et reconnus. Avant la crise, ils étaient en grève. Avec la crise, ils ont stoppé leurs mouvements de grève pour faire front, pour être sur le tarmac. Avec la consultation du Ségur de la Santé, l'État a essayé d'apporter des solutions, mais elles ont le défaut d'être « court-termistes ». Il s'agit notamment d'augmentations de salaire alors qu'il y a d'autres choses à faire. Car s'il faut de bonnes rémunérations, il faut aussi de meilleures conditions de travail.

Et puis les médecins – j'inclus les dentistes – sont soumis à la gestion administrative, à la paperasserie de la Sécurité sociale, d'où un certain désenchantement. Les pharmaciens le sont aussi, mais dans une moindre mesure : ils délivrent des médicaments soumis aux barèmes de la Sécurité sociale.

De leur côté, les patients se posent des questions : ils ont envie d'être soignés et ils n'ont pas envie d'aller ailleurs qu'en France pour les soins. D'ailleurs, ce sont plutôt les étrangers qui viennent se faire soigner en France. Anglais, Italiens, Espagnols viennent dans nos établissements médicaux. Dans nos établissements privés et publics, la proportion de patients d'origine étrangère est très importante. Les Anglais consultent en Normandie et en Bretagne ; les Italiens sur la

Côte d'Azur et les Espagnols en Occitanie. On connaît très bien les centres en question. Les Français ont envie de se faire soigner, mais ils sont inquiets sur leur sort, du fait de la désertification médicale, de leur difficulté à trouver un médecin. Ils ne savent plus vers qui se tourner, alors qu'ils sont demandeurs. Cette demande est-elle liée aux émissions médicales de la télévision, aux magazines spécialisés ? Le fait est qu'elle est importante.

De plus, ces vingt dernières années, nous avons vécu quelques crises sanitaires, notamment la crise du sang contaminé et celle du Mediator. Ces crises mettent à mal l'image de la médecine, alors que le système est bon. On ne peut pas jeter la pierre à tous les laboratoires pharmaceutiques tant ils engendrent de recherche et de nouveauté. Mais l'affaire du Mediator a eu un impact catastrophique. Il y a eu aussi l'affaire des prothèses PIP. L'impact médiatique de ces affaires mine la confiance de la population. Par le passé, on ignorait l'impact de l'information, de la communication et, bien sûr, des réseaux sociaux. Tout cela ne fait qu'alimenter les difficultés du système actuel.

Ces scandales sanitaires représentent une portion infime du paysage des thérapeutiques modernes. Dans l'immense majorité des cas, la recherche et le développement ont un impact positif et ont conduit à l'allongement de l'espérance de vie. En 1950, l'espérance de vie en France était de 69,2 années pour les femmes et 63,4 années pour les hommes. En 2020, elle était de 85,2 ans pour les femmes et 79,2 ans pour les hommes. On gagne un trimestre par an. Mais ces dernières années, à côté des scandales évoqués plus haut, on a une série d'épidémies : SRAS, H5N1, H1N1, MERS, Ebola et COVID-19. Or on était resté un certain temps sans épidémie : la précédente remontait à 1968-1970, avec la grippe de Hong Kong. Auparavant, il y avait eu la grippe asiatique en 1957 et bien sûr, la grippe espagnole, entre 1918 et 1920. Il faut aussi évoquer les maladies que l'on a éradiquées ou que l'on sait à présent guérir : la variole, la diphtérie, la typhoïde, la poliomyélite, la rougeole. De nombreuses maladies infectieuses ont été guéries par les médicaments. Parallèlement aux épidémies qui malheureusement échappent à notre contrôle, il faut aussi évoquer le VIH, qui sévit depuis 1981, cela fait donc à présent plus de quarante ans. Cette maladie est dramatique et tue encore des millions de personnes dans le monde, mais sa nature – au regard des autres épidémies précédemment citées – n'est pas tout à fait la même.

Le système ambulatoire a été caractéristique du système de santé français. Les médecins étaient installés le plus souvent dans des chefs-lieux de canton, mais on en avait aussi dans de petites communes. Ils formaient ainsi un maillage sur l'ensemble du territoire. C'était la norme et cela représentait un système directement en contact avec les citoyens, avec les patients. Dans chaque commune, on avait de la considération pour le médecin, au même titre que pour le secrétaire de mairie (fonction par ailleurs souvent remplie par l'instituteur) et le curé. C'était le trio de personnalités que l'on qualifiait alors de « notables » dans les communes. Ce fut le vécu de mon grand-père, installé dans le Jura, et de mon père, installé dans la petite ville du Val de Loire où je suis né. Ce maillage, cette répartition, formait un système performant et admiré hors de l'Hexagone. Les consultations se faisaient à la fois dans les cabinets, mais aussi au domicile, parfois loin dans les campagnes. On le voit parfois dans de vieux films, on le lit dans des livres qui prennent un caractère de documents sur la vie telle qu'elle était à l'époque : ce sont des témoignages sur ce qu'était le médecin de campagne. Ce tableau a changé au fil du temps, pour aller dans le sens du confort du médecin. Ce fut au détriment de la patientèle. Peu à peu, le nombre de médecins est allé en diminuant. Est-il besoin de rappeler que l'une des grandes fautes politiques de ces dernières décennies a été la réduction considérable du *numerus clausus* jusqu'au nombre plancher de 3 500 nouveaux médecins par an dans les années 1990 ? Un étudiant en médecine met de dix à douze ans entre le début de sa formation et son installation : on a assisté, à la fin des années 2000 et au début des années 2010, à la chute considérable du nombre de médecins sortant des facultés, à un moment où le nombre de médecins partant à la retraite allait croissant. Les deux courbes se sont croisées et nous avons assisté à la raréfaction du nombre de médecins pouvant exercer en ambulatoire, en particulier en médecine générale sur les territoires ruraux. Il n'y a pas eu de véritable chute du nombre de médecins en globalité puisqu'on en est toujours aux alentours de 200 000 médecins. Le problème est plutôt venu de leur répartition dans les diverses spécialités.

Avec cette raréfaction des médecins, des chirurgiens et des obstétriciens qui – on le verra plus loin – se sont dispersés vers d'autres orientations, on a vu, au niveau des territoires, une diminution très nette du nombre d'établissements hospitaliers, qu'ils soient publics ou privés, avec une transformation complète au cours de laquelle certains services ont été abandonnés. Certaines maternités ont été fermées : tout a été regroupé, recentralisé vers les grandes villes et les métropoles.

Dès l'instant que la médecine s'est retrouvée démultipliée en un nombre considérable de spécialités, tous ces spécialistes en dehors des médecins généralistes ont trouvé refuge dans les grandes villes : un homéopathe ne va pas s'installer à la campagne. Là encore, ce mouvement s'est fait au détriment des territoires ruraux où seule la médecine générale avait encore un avenir. Cela aurait pu être possible si on avait suivi ce qui existait avant 1968 dans l'esprit des étudiants. Or, dans le monde médical, chez les étudiants comme dans les hôpitaux, les esprits ont été radicalement transformés. Plus tard, il y eut l'alternance de 1981 et celle de 1997, avec les 35 heures. L'ensemble fait que tout cela n'est pas allé dans le bon sens. Les étudiants en médecine de cette génération ont suivi le mouvement : ils ont souhaité, eux aussi, bénéficier des 35 heures et on a vu peu à peu les cabinets médicaux fermer définitivement alors que, dans les années 70, un médecin partait en retraite en trouvant un remplaçant qui rachetait sa patientèle. C'en était fini de ce modèle. Les médecins qui sont partis à la retraite dans ces moments-là ont dû déposer leur plaque et fermer la porte, avec le sentiment d'abandonner leurs patients. Quelques-uns, animés du feu sacré, ont continué à exercer malgré l'avancée en âge. Vous en avez, aujourd'hui encore, qui exercent alors qu'ils ont 80 ans, 85 ans, voire 90 ! Ils n'ont pas pu ou ils n'ont pas voulu fermer leur cabinet et abandonner leurs patients : je leur tire mon chapeau ! En avril 2023, l'Ordre des médecins du Val-de-Marne a décoré Christian Chenay – le plus ancien médecin généraliste de France toujours en activité – pour ses 70 ans de carrière.

Comme depuis 2010 on a un manque considérable de médecins, la médecine générale s'est retrouvée le parent pauvre parmi toutes les spécialités médicales : il suffit de constater qu'aux épreuves classantes nationales, des places sont restées vacantes dans cette spécialité. On se retrouve avec des vacances de postes, y compris dans les hôpitaux. Il y a des milliers de postes vacants dans nos hôpitaux français. Le manque de médecins vaut à la fois pour l'ambulatoire et pour le système hospitalier.

Parmi toutes les propositions de loi qui se sont succédé au fil de ces deux dernières décennies, il y en a eu pour envisager des mesures de contrainte pour conduire les médecins à s'installer dans les déserts médicaux. Les partisans de la contrainte établissent un parallèle avec les fonctionnaires d'État, les pharmaciens ou encore les infirmiers qui, il est vrai, doivent se plier à certaines contraintes. En ce qui concerne les fonctionnaires d'État, la contrainte vaut dès la signature de leur engagement : un fonctionnaire se trouve sous la dépendance de son ministère et de son administration centrale. C'est la direction de gestion des fonctionnaires. Idem pour les enseignants : l'Éducation nationale est un corps d'État. Dans l'Éducation nationale par exemple, il est extrêmement difficile de changer de rectorat. Les policiers, qui dépendent du ministère de l'Intérieur, connaissent le même genre de sort : on se retrouve parfois avec des manques de fonctionnaires de police en raison de la difficulté à pouvoir changer de territoire. Quant aux pharmaciens, leur monopole est réglementé et régulé : un bassin de population ne peut pas avoir de pharmacie sans un minimum de 2 500 habitants. Il y a 20 000 pharmacies en France, pour 200 000 médecins. Ces pharmacies fonctionnent sur des statuts commerciaux. Un pharmacien qui sort de la faculté commence comme assistant-pharmacien dans une officine. Il peut racheter des parts ou bien une pharmacie quand il en trouve une en vente. Il achète pour un minimum de sept années d'activité avant d'avoir la possibilité de changer. Le ministère gère non pas les statuts du pharmacien, mais ceux de l'officine. Un pharmacien n'a pas la possibilité de s'installer et d'ouvrir une officine là où il en a envie. Par ailleurs, depuis quelques années, l'évolution conduit vers des groupements de financements qui rachètent les pharmacies, ce qui contribue à la fermeture de certaines officines.

Or, si vous essayez de contraindre les médecins, si vous essayez de mettre le couteau sous la gorge des étudiants fraîchement diplômés en leur disant où ils doivent aller, ils s'installeront quand même là où ils en ont envie, même si on les menace de se retrouver non conventionnés. Ils s'installeront en libéral, hors convention, avec des honoraires libres. Et comme on manque de médecins, ils trouveront toujours une patientèle. La contrainte risque donc d'être contre-productive et de nous mener vers encore plus de désertification, au profit d'une médecine à honoraires libres, où la médecine privée (et non pas libérale) serait en position dominante. Il y a déjà beaucoup de patients qui paient des tarifs élevés, hors convention, pour des soins en mésothérapie, en acupuncture, en homéopathie, quelle que soit leur situation financière. Le médecin qui pratiquerait des honoraires hors convention n'en serait pas pénalisé pour autant : au contraire, il se retrouvera financièrement avantagé. Ce serait terrible. Par ailleurs, si vous forcez un jeune médecin généraliste à s'installer à un endroit qu'il n'a pas choisi, il trouvera toujours une porte de sortie. Car à partir de la médecine générale, il passera vers d'autres spécialités – celles qui ne me plaisent pas trop, celles que l'on appelle les MEP « les médecines à exercice particulier » – et sortira ainsi du cadre conventionnel, du cadre de la Sécurité sociale.

À présent, il faut ajouter, à mon grand désespoir, que parmi les étudiants en échec à l'issue de leur première année, parmi ceux qui sont au-dessus du *numerus clausus*, mais pas loin du seuil fatidique, un millier d'élèves prennent la direction de l'université de médecine de Cluj, en Roumanie. Leurs frais d'inscription sont de l'ordre de 7 000 € à 10 000 € par an, ce qui représente certes un investissement, mais les plus motivés y sont prêts : ils prennent des crédits, les familles se saignent. Après leurs années d'études, la plupart reviennent travailler en France (la Roumanie est européenne, les compétences sont donc européennes). Si on résume la situation, pour court-circuiter le système français qui ne veut pas d'eux, des étudiants français partent à l'étranger, surtout en Roumanie (car c'est devenu un peu plus difficile en Belgique, qui se retrouvait avec un nombre trop important d'étudiants français), puis ils reviennent travailler en France où on a besoin d'eux. Si ce phénomène continue, on va pouvoir envisager de subventionner les élèves qui vont étudier en Roumanie afin qu'ils reviennent travailler sur nos territoires en difficulté. Cela illustre une certaine dérive de notre système, à un moment où il faudrait ouvrir beaucoup plus les vannes en France. Que deviennent tous nos aspirants étudiants en médecine qui échouent à l'examen final de la première année en France ? C'est une catastrophe pour notre jeunesse.

Le volet financier est l'autre problème majeur du système de santé français. On dépense beaucoup. Les dépenses de santé avoisinent aujourd'hui les 4 000 € par habitant, ce qui représente environ 280 milliards d'euros chaque année. On en arrive donc à des dépenses très importantes. C'est logique, car il y a des besoins. Par ailleurs, les techniques modernes coûtent de plus en plus cher, de même que les médicaments qui évoluent grâce à la recherche, l'innovation et le développement. Ces médicaments sont très performants et il en existe y compris pour des maladies relativement rares, notamment la maladie de Pompe ou celle de Charcot. Ces maladies comptent peu de patients, mais les engagements financiers sont énormes. On voit aussi le coût financier des nouveaux vaccins à ARN messager dont on ignorait tout jusqu'à il y a encore peu de temps. Le coût de leur développement a été énorme, ils sont arrivés très vite, même si cela ne s'est pas fait d'un coup de baguette magique ni d'un claquement de doigts : ils ont été mis au point par des chercheurs qui travaillent dans des laboratoires très performants et qui ont œuvré pendant des années afin de mettre au point cette technologie. On a aussi l'exemple du Maviret, utilisé contre l'hépatite C : il coûte une fortune, car il concerne un nombre assez faible de patients. Mais la guérison approche les 100 %.

Nous reviendrons un peu plus loin sur les pistes à explorer du point de vue du financement de notre système de santé. Pendant cette épidémie, il a fallu soutenir le rythme malgré le coût élevé.

Désertification médicale et dévalorisation de la médecine générale

La désertification médicale remonte à une trentaine d'années, dans les années 1990. Il fut un temps où le *numerus clausus* n'existait pas. La loi d'orientation de l'enseignement supérieur, dite « loi Edgar Faure », instituait le libre accès à l'université pour tous les bacheliers. Il a été mis en place en 1971. En effet, la loi du 2 juillet 1971 a permis aux ministres de l'Éducation nationale et de la Santé d'arrêter le nombre d'étudiants du premier cycle des études médicales ou odontologiques admis à entrer en deuxième année du premier cycle. Avant la mise en place du *numerus clausus,* on montait dans le wagon et une fois le cap de la première année passée, le train démarrait et on pouvait arriver au bout du trajet. Plus ou moins bien, avec les étapes des concours, de l'externat, de l'internat – ou ce qui en faisait fonction – mais on parvenait à finir les études qu'on avait commencées. Au cours de ces études, il y avait des voies parallèles pour prendre des spécialités. À une certaine époque, c'était au moment de la cinquième année. On choisissait alors une spécialité : cardiologie, chirurgie, etc., soit sous la forme de l'internat, en médecine, soit sous la forme des certificats d'études spécialisées, les fameux CES. Le *numerus clausus* était donc largement ouvert. Puis, petit à petit, certains gouvernements de droite comme de gauche ont considéré que plus il y a de médecins, plus ceux-ci font des prescriptions, et plus les dépenses de la Sécurité sociale s'envolent. Le *numerus clausus*, initialement fixé à 8 000 étudiants par an, a été réduit de manière drastique, jusqu'à un seuil d'environ 3 500 étudiants par an de 1990 à 2000. Donc, sur les 50 000 étudiants qui se présentent en première année, vous en avez 45 000 qui échouent et qui sont contraints de partir, déçus par l'échec de leurs études, et on ne sait même pas où ils vont. Ils avaient envie de s'engager dans la voie médicale et ils se retrouvent sur le carreau. Un étudiant devient médecin une dizaine d'années après le début de ses études. Au cours de la décennie 90, seuls 3 500 étudiants par an ont obtenu leur diplôme de médecin, alors que les départs à la retraite étaient bien plus nombreux. En ce qui me concerne, quand j'étais étudiant, je n'ai pas subi la règle couperet du *numerus clausus*. Mes études se sont jouées uniquement sur mes résultats. Ces dernières années, le nombre d'étudiants a encore augmenté : on en est à présent à près de 60 000 étudiants inscrits en première année de médecine. Le *numerus clausus* a été bloqué à un peu plus de 9 000 étudiants. Je vous donne un exemple : en 1972-1973, environ 8 500 étudiants étaient admis. En 1990, on est tombé à 4 000 étudiants admis, et même à 3 500 de 1993 à 1998, années où le *numerus clausus* a été au plus bas. Ce n'est qu'à partir de 2002, quand je suis arrivé au Parlement, qu'on a commencé à vraiment augmenter chaque année le *numerus clausus*, passant progressivement de 4 700 à 9 361 étudiants en 2020, soit le double.

Puis, par la loi de Mme Buzyn, sous la présidence de M. Macron, on a décidé en 2019 de mettre fin au *numerus clausus* à partir 2021. Mais c'est un leurre : en fait, on ne fait qu'augmenter de 10 % le nombre d'étudiants admis, ce qui donne environ 10 000 étudiants admis par an, sur les 60 000 étudiants actuellement inscrits. Il faut se rendre compte que, pendant toute la période où le *numerus clausus* était fixé à 3 000 médecins par an, le manque d'étudiants diplômés en raison du seuil très bas du *numerus clausus* sur fond d'augmentation de la consommation médicale est à l'origine de la désertification médicale. Car dans le même temps, la population s'est mise à avoir des exigences pour être soignée. On s'est mis à « consommer du soin ». Quarante ou cinquante ans auparavant, c'est tout juste si on voulait aller chez le médecin. Avec la communication, les magazines et les émissions de santé à la télévision, les gens ont augmenté leur consommation de soins. Ajoutez à cela une population qui augmente et qui vieillit, tout cela constitue un appel à la consommation de soins, pile au moment où vous avez peu de médecins : telles sont les causes de la désertification médicale.

La féminisation des professions médicales est une autre clef. Les femmes constituent plus de la moitié du corps médical, contre 15 à 20 % autrefois. Actuellement, elles sont 60 à 65 % à l'issue de la première année. Elles réussissent sensiblement mieux que leurs collègues masculins, mais elles ne sont pas appelées à partir exercer dans les territoires ruraux, éloignés des villes. Quand on termine des études de médecine, on approche de la trentaine et on est, en général, en couple. Si le conjoint ou la conjointe est cadre, il ne lui est guère possible d'aller travailler à la campagne. S'il s'agit d'un enseignant ou d'une enseignante, il lui est impossible de changer d'académie pour suivre le conjoint ou la conjointe-médecin s'il lui prend l'envie de s'installer à la campagne. Pour s'installer dans les petites villes, il faut véritablement qu'il y ait opportunité pour chacun des membres du couple, contrairement à ce que j'ai connu, de même que mon père et mon grand-père avant moi : à cette époque, c'était l'épouse qui était la secrétaire du médecin. Le couple vivait à deux le métier de médecin. À la maison, quand j'étais enfant, quelle que soit l'heure, ma mère répondait au téléphone. Même pendant les repas, j'ai le souvenir qu'elle se levait et qu'elle allait répondre : « Allô, ici le 3 à Sully (...). Je prends note, mon mari vous recevra ». Les cabinets médicaux étaient alors tenus par des couples. Et c'était partout comme ça. L'épouse recevait les appels et était la secrétaire du médecin. Avec la révolution des idées qui a accompagné les années 70, hommes et femmes ont pris, sur le plan des études, des directions devenues identiques et les femmes ont réussi. C'est une évolution positive, mais cela entraîne un problème simple à comprendre. Quand on me dit « Docteur (ou Monsieur le Député), il faut faire venir des médecins », je veux bien, mais je ne peux pas les sortir de mon chapeau. Ils sont en couple et ils ont envie de rester à Tours, à Orléans, à Paris, dans de grandes villes. À la trentaine, quand un médecin est en mesure de s'installer, il a un parcours professionnel et un parcours familial. Si on prend l'exemple d'un étudiant qui a commencé ses études en 1993, année où le *numerus clausus* était au plus bas, ses études ont pris fin en 2003. Le schéma s'est ainsi répété pendant toutes ces années 90. Or la pénurie de médecins est criante depuis vingt ans, au moment où cette génération d'étudiants diplômés sortait de l'université, en nombre tout à fait insuffisant. Le *numerus clausus* a augmenté ces dernières années, mais on n'en verra le résultat qu'à partir du milieu des années 2030. Certains démographes nous disent qu'en 2035, on aura peut-être même trop de médecins. Mais la question reste en suspens !

Voilà pour les raisons de cette désertification. Le *numerus clausus* – en tout cas son dévoiement – est une faute politique. La féminisation de la profession est un autre facteur de même que l'explosion des spécialités qui s'échappent complètement de l'exercice de la médecine que les gens attendent, de la médecine praticienne. La désertification en milieu rural est aussi le fait d'un parcours familial qui fait qu'à trente ans, on ne vit plus tout seul, que les deux composantes du couple travaillent. En ce qui me concerne, mon épouse a arrêté son travail d'esthéticienne pour s'occuper de mon secrétariat. Parmi mes autres confrères qui exerçaient en libéral, leurs épouses s'occupaient également de leur cabinet médical. Il y a aussi le fait que les médecins se sont associés, ils ont commencé à se regrouper afin de ne plus être seuls. Ils en sont venus à partager les cabinets médicaux. On a vu les premières associations médicales se créer. Le rôle des épouses a été supplanté par des secrétariats médicaux. C'est ce que l'on observe depuis les années 90-95, ce n'est pas si ancien.

J'avoue que je ressens une pointe d'amertume face à ces changements qui ont conduit les médecins à complètement s'éloigner de ce qui faisait la beauté de leur métier. Il y a d'abord eu 1968, il ne faut pas l'oublier. Puis il y a eu la loi « Aubry », relative à la réduction du temps de travail, à la toute fin des années 90 (appliquées à partir de 2002 à l'hôpital public). Les 35 heures ont conduit notre jeunesse étudiante médicale, quand elle s'installe en libéral, à s'inspirer aussi de ce temps de travail : les jeunes médecins ne prennent plus ni gardes, ni astreintes, ni permanences ; ils s'arrêtent de travailler le vendredi soir et reprennent le lundi matin en ce qui concerne les libéraux. Quant aux salariés, ils sont aux 35 heures. Qu'ils exercent en tant que profession libérale ou bien sous contrat salarié, les médecins n'exercent plus à plein temps comme on le voyait autrefois, à disposition de leur patientèle parce qu'ils aimaient leur travail. C'était comme ça : on n'avait pas d'autre envie que d'exercer. J'étais passionné par mon travail et je ne sentais pas la charge. Travailler était un plaisir. Je le dis souvent : quand on naît médecin, on le reste toute sa vie. C'est pour cela que parmi les confrères de mon âge qui ont pris leur retraite, certains partent faire de la médecine humanitaire, mais pas dans un souhait de profit, car ils sont quasi bénévoles. J'ai connu un ophtalmologue qui partait ainsi à l'étranger pour faire des consultations. J'ai récemment rencontré un autre confrère, au centre de vaccination, qui m'a raconté ses séjours en Afrique où il fait des consultations de prévention. C'est vraiment pour le plaisir de continuer la médecine, mais sous une autre forme. Les centres de vaccination sont un autre exemple : les médecins retraités sont à la manœuvre, car ils ont envie de donner de leur temps pour cette cause. Dès qu'il y a eu l'appel pour participer à la lutte contre l'épidémie de COVID-19, ils ont répondu. Car même à la retraite, ils restent médecins.

Nous avions commencé notre propos par la désertification médicale. On en arrive au constat suivant : aujourd'hui, malheureusement, la Cour des comptes l'a dit, pour revenir à 10 000 ou 12 000 nouveaux médecins par an, il faudra attendre dix ans. L'entrée en vigueur de l'abandon du *numerus clausus* date de 2021 : il faudra attendre 2031 ou 2032 pour en voir les effets. Ensuite, il faudra orienter les étudiants vers la médecine générale et non pas vers les spécialités. Il faudra donc mettre davantage de postes en médecine générale qu'en chirurgie et dans les autres spécialités. En ce qui me concerne, je souhaite ardemment que l'on réduise considérablement toutes les MEP (médecines à exercice particulier) : la mésothérapie, l'acupuncture, l'homéopathie. Ces pratiques doivent être ramenées à l'intérieur de la médecine générale. Il ne faut pas abandonner la médecine générale au profit de ces spécialités. Car vous perdez tout le profit de l'exercice médical pur et ces médecins sortent du système de gardes, d'astreintes ainsi que du système d'installation dans les territoires, là où on a besoin d'eux. La médecine perd donc de sa substantifique moelle : la médecine générale, qui représente le plus bel aspect, la plus belle spécialité, le plus bel exercice en matière de médecine.

Démultiplication des spécialités, des syndicats et des agences

La diminution du *numerus clausus* a été concomitante de l'élargissement de l'éventail des spécialités. Quand dans certains pays on dénombre une quinzaine de spécialités, en France, on en compte une bonne quarantaine. Si bien que, en ce qui concerne la pluralité des spécialités, les flux d'étudiants qui sortent des facultés prennent des directions totalement opposées, alors que les étudiants de ma génération avaient le choix entre médecine, obstétrique ou chirurgie. C'était les trois grandes directions et c'est ce qu'avait également connu mon père. L'obstétrique se divise entre les gynécologues et les accoucheurs. La chirurgie rassemblait souvent les étudiants les mieux classés à leur sortie d'internat, y compris pour ceux qui choisissaient la chirurgie générale dans des établissements de province. La filière médecine menait à la médecine générale ainsi qu'à quelques spécialités importantes de la médecine : la pédiatrie, la cardiologie, la pneumologie, la gastro-entérologie, la psychiatrie, la neurologie, pour en citer quelques-unes. À ces grandes spécialités médicales venaient s'ajouter la médecine du travail et la médecine scolaire. Tout cela s'est démultiplié et des pratiques telles que la mésothérapie, l'acupuncture, l'homéopathie ou encore la médecine de l'obésité sont venues s'y ajouter. On a aussi la médecine des cures thermales. Cette multitude de spécialités s'est faite au détriment de la médecine générale.

Mon grand-père faisait de la dentisterie en plus de la médecine. Mon père faisait par ailleurs de l'obstétrique. Il a mis au monde un grand nombre d'enfants. On l'appelait « médecin de campagne », « médecin de famille » ou « médecin de médecine générale ». La médecine générale était alors polyvalente et c'était le plus beau métier ! Ces transformations ont été, je pense, édictées par la population, par les effets de la société de consommation qui a amené certains patients à consulter pour un bouton, pour un bobo. Progressivement, les médecins en sont venus à de multiples spécialités. À une époque, je donnais des conférences au sujet de la désertification médicale et je disais qu'on allait avoir des spécialistes pour l'orteil gauche, d'autres pour l'index droit. On en vient à voir apposer des plaques avec des spécialités dont on ignorait l'existence. Puis est arrivé là-dessus ce que l'on appelle des « exercices particuliers », reconnus par l'Ordre des médecins, notamment l'acupuncture et l'homéopathie. Mais ces médecins sont sortis de la sphère de la médecine générale et n'ont pris ni gardes ni astreintes, les laissant aux seuls généralistes. L'ensemble s'est rétréci, comme s'il passait dans un entonnoir, et on s'est retrouvé avec très peu de généralistes à partir des années 2010. C'est encore le cas aujourd'hui. On se retrouve donc avec le tableau, devenu classique, de territoires où il n'y a plus de médecins de médecine générale, car « les anciens » – ceux qui se sont installés dans les années 70 et 80 – sont arrivés à l'âge de la retraite et on se retrouve avec beaucoup plus de départs que d'arrivées. Le déficit se creuse mécaniquement.

Du côté de la chirurgie, on avait la chirurgie générale et la chirurgie de spécialités : la chirurgie cardiaque, la chirurgie pédiatrique, celle des cancers. Ces chirurgies étaient nécessairement regroupées dans de grandes cliniques ou dans des hôpitaux, au détriment, là aussi, des petites villes. Auparavant, dans les établissements des petites villes, il y avait des chirurgiens dans les cliniques : ceux-ci ont progressivement disparu en même temps que les cliniques où ils exerçaient. Parce que les chirurgiens se sont spécialisés, ils se retrouvent regroupés dans les centres hospitaliers – CHR ou CHU – des métropoles.

Les obstétriciens, quant à eux, ont besoin de maternités pour exercer. Auparavant, il y avait des maternités dans de petites villes. L'évolution est allée dans le sens de la fermeture de nombreuses maternités, publiques et privées. On se retrouve avec des maternités uniquement dans les grands centres hospitaliers, qu'ils soient universitaires ou régionaux, et dans les regroupements d'établissements privés. Les hôpitaux de villes moyennes se sont retrouvés déshabillés et les maternités privées ont pour ainsi dire disparu au profit de regroupements de cliniques. Ces cliniques, qui au départ étaient souvent d'origine familiale, sont à présent la propriété de groupes financiers.

Ce phénomène de démultiplication s'observe aussi dans la sphère syndicale. Depuis de nombreuses années, les syndicats s'appuyaient sur une ligne politique. Quand j'ai commencé ma vie professionnelle, il n'y avait que trois syndicats. Ils étaient à la fois monocatégoriels et pluricatégoriels. Puis, au fur et à mesure des années, les plans gouvernementaux se sont succédé : on doit bien en compter une vingtaine depuis 1970, car chaque ministre de la Santé a voulu imprimer sa marque. On a ainsi eu le Plan Barre et le Plan Juppé. Au fil des plans émergeaient des éléments nouveaux, et les trois syndicats alors majoritaires se retrouvaient en difficulté au regard du nombre de leurs adhérents. Idées et conseils sont toujours nombreux, mais ils sont loin d'être toujours applicables dans la réalité. Ainsi a-t-on vu naître d'autres syndicats. Actuellement, on dénombre huit ou neuf syndicats. Certains sont très sectoriels : certains se préoccupent des médecins de blocs opératoires, d'autres des médecins généralistes ; d'autres représentent exclusivement les médecins spécialistes. L'époque est révolue où les syndicats étaient plurisectoriels. Je trouve cela regrettable, car l'éventail syndical devient pléthorique. C'est un peu comme avec les artichauts : quand on a fini de manger, il y en a plus dans l'assiette que quand on a commencé. Pour les syndicats, le résultat est le même : ça déborde, on en éparpille et les engagements deviennent disparates. Cet éventail devient finalement contre-productif pour la profession. Trop de syndicats tue les syndicats. Quand la Confédération (autrement dit, Confédération des syndicats médicaux français), la FMF (Fédération des médecins de France) et le SML (Syndicat des médecins libéraux) se sont créés, chacun exprimait un courant d'idées différent et était plus ou moins orienté sur le plan politique, mais tous avaient à cœur de défendre tous les médecins, qu'ils soient généralistes ou spécialistes. Je ne pense pas aujourd'hui que l'on doive « saucissonner » le syndicalisme comme on l'a fait avec la médecine. Au départ, ces syndicats défendaient uniquement la médecine libérale. La médecine hospitalière et les médecins salariés ont leurs propres syndicats, mais dans la sphère publique. Ils sont parfois reliés aux centrales syndicales nationales. Mon propos porte sur la médecine libérale. À mon sens, plus on sectorise, moins on peut arriver à des résultats. J'ai l'impression que plus il y a de syndicats, plus l'abstention gagne du terrain.

Bien sûr, au fil des années, les syndicats ont remporté des batailles. Je me souviens à l'approche des années 1970, de la mise en place de la médecine conventionnée. Une partie de la population médicale y était favorable : on les appelait « les conventionnistes ». Ils s'opposaient aux « anti-conventionnistes ». Il y a eu des débats entre les deux courants de pensée jusqu'à ce que la convention devienne obligatoire, car ceux qui y étaient favorables étaient devenus majoritaires. Tous les départements de France ont fini par se rallier à la convention médicale.

Elle est le fruit du travail entre l'assurance maladie et les syndicats de médecins, qui continuent de se réunir pour définir l'activité, les tarifs des actes médicaux et le bon usage des soins. Les réunions conventionnelles sont encore le théâtre de négociations destinées à définir les objectifs des années à venir. La création par la convention médicale en mai 1980 de ce que l'on appelle le « secteur 2 » est à mettre au rang des évolutions que l'on doit aux syndicats. Auparavant, il n'y avait qu'un seul secteur. Le secteur 2 a permis les dépassements d'honoraires – les honoraires libres – pour certaines catégories de médecins. Il y a aussi un secteur 3, qui est celui de médecins qui refusent la convention, autrement dit les médecins dits « hors convention ». Ils pratiquent les honoraires qu'ils veulent, mais ne peuvent bénéficier des avantages liés à la convention. Car il y a des avantages à la signer. Les médecins qui acceptaient de se conventionner pouvaient bénéficier d'une prise en charge par l'assurance maladie pour eux-mêmes et pour leurs familles ainsi que d'un accès à la retraite. Pour en bénéficier, il faut respecter le montant des honoraires mis en place par la Convention. En secteur 2, il y a moins d'avantages, mais la possibilité de pratiquer des tarifs libres. On s'est néanmoins aperçu au fil du temps qu'une certaine catégorie de médecins pratiquait des tarifs exagérés, ce qui pouvait perturber l'accès aux soins. Au cours des négociations conventionnelles, plus exactement au cours des OPTAM – Option pratique tarifaire maîtrisée – on a convenu que les honoraires libres ne seraient possibles que dans 25 % des actes contre 75 % des actes en secteur 1. Pour ma part, j'exerçais en secteur 2 et, pour une partie de mes patients, je n'engageais que des honoraires en secteur 1, car je connaissais leur situation financière difficile. Cela permettait que leur consultation leur soit entièrement remboursée.

Cette explosion du nombre de syndicats ne va pas vers une représentativité médicale homogène et je me dis que bon nombre de médecins se retrouvent ainsi à un carrefour sans savoir où aller. Chacun cherche son orientation et en devient individualiste.

La démultiplication et l'effet de déconnexion qu'elle induit s'observent également du point de vue des Agences régionales de Santé. Nous avons un ministère de la Santé qui s'occupe de la politique nationale de santé et qui, avec la Direction générale de la Santé, a la charge de l'organisation des soins. Et nous avons eu, au niveau des départements et des régions, les directeurs départementaux des Affaires sociales. Ils étaient rattachés aux préfets. Il y avait aussi toute une série d'agences. Puis en 2009, avec la loi HPST (hôpital, patients, santé, territoires), également appelée « loi Bachelot », les Agences régionales de santé ont été créées. Par ce moyen, le ministère de la Santé devait prendre appui sur des agences régionales de santé (ARS) : chaque région devait avoir une agence. Tant qu'il y a eu 22 régions, il y a eu 22 ARS ; à présent, avec le redécoupage de 2015, il n'y en a plus que treize. Chaque agence régionale a donc à sa tête un directeur, et autour de lui, toutes les agences annexes : l'agence régionale d'hospitalisation, celle des cliniques, celle des médecins. Tous les professionnels de santé et tous les établissements de santé dépendent d'une agence régionale de santé : c'est un microministère de la Santé en région. L'idée était d'aller au plus près de la population. Le postulat est bon. Mais il y a un défaut dans la cuirasse : on a plutôt l'impression que l'on a créé treize ministères de la Santé, car leur fonctionnement est très centralisé. Ces directeurs régionaux sont issus de la haute fonction publique sanitaire. Il est extrêmement rare qu'ils viennent du secteur privé, alors que c'est ce qui était initialement souhaité. Les liens avec le ministère de la Santé restent donc privilégiés. Tant et si bien que la territorialisation, la proximité, a malheureusement été oubliée par cette réforme de la santé qui avait pourtant pour objectif de se rapprocher des territoires. On est allé en direction des territoires, mais avec des critères nationaux. Pour ma part, je ne vois pas trop de territorialisation, c'est le reproche que je formule. Ce fut criant au début de la crise de la COVID-19 : personnel de santé et établissements privés étaient menottés sur les territoires, car les ARS n'attendaient qu'une chose, la décision de l'État. Avec cette réforme de 2009, on a donc hypercentralisé la santé au lieu de la décentraliser. C'est mon reproche à l'encontre des agences régionales de santé, alors que j'ai voté en faveur de leur création. Aujourd'hui, je fais partie de ceux qui ont demandé, lors des débats à l'Assemblée nationale, que l'on revoie le sujet des agences régionales de santé, en leur donnant une ligne de conduite au plus près des territoires. À cet effet, il faut que les élus siègent dans les agences régionales, soit dans un comité de surveillance, soit dans un directoire ou bien – pourquoi pas ? – que les Agences de santé régionales puissent être présidées par les présidents de régions. Ce serait le moyen de rappeler qu'elles doivent sortir de leur carcan administratif et de la haute fonction publique afin d'aller au plus près des territoires. Ainsi, dans un avenir proche, la santé devrait pouvoir s'améliorer et retrouver un peu tout ce qu'elle a pu perdre, à un moment ou à un autre.

Outre cette question des agences régionales, on a dénombré jusqu'à une trentaine d'agences en France (Institut de veille sanitaire, Agence de biomédecine, Agence nationale de sécurité du médicament et des produits de santé, Haute Autorité de santé par exemple). Dès que l'on a un problème, on crée un établissement public : leur nombre en devient pléthorique. Il faut absolument mutualiser à nouveau certaines de ces agences. On a essayé de le faire avec l'Institut national de veille sanitaire (INVS) et d'autres agences. À présent, il faut absolument résoudre ce problème, que ce soit dans le domaine de la santé, mais aussi sur l'ensemble du social. Car il en résulte une multitude de fonctionnaires, d'emplois, de sièges et de dépenses : aussi faut-il impérativement une réforme à ce sujet. Ce serait une grande réforme de la santé, une réforme ambitieuse, avec des ARS au plus proche des terrains. Il faut en revenir aux préfets ou aux présidents de région, car le président de région – issu du suffrage universel – est l'homme politique fort de la région. Les Conseils régionaux sont de microparlements, des parlements régionaux : c'est donc à eux de tenir les baguettes, y compris au niveau sanitaire, avec des fonctionnaires et des spécialistes de ce domaine, car il ne s'agit pas de détruire ces postes. En ce qui concerne les diverses agences nationales, il faut qu'elles soient regroupées afin de tendre vers une décomplexification et réduire le nombre de sièges ainsi que le volume des dépenses de fonctionnement et d'investissement. Il y a des possibilités, mais il faudra du courage, car il est évident que chaque représentant ou président d'agence n'aura pas envie de quitter son poste.

Consumérisme des patients, rareté des médecins traitants

La médecine donne parfois l'impression de devenir une affaire commerciale. Il y a eu une certaine dérive. C'est d'une part le fait du nombre exponentiel de spécialités : chacun travaille dans son couloir et ne s'intéresse plus à ce que font les autres professionnels de santé, tant et si bien qu'il arrive que le nombre d'ordonnances pour un patient donné soit démultiplié, en fonction du nombre de médicaments, avec parfois des médicaments incompatibles entre eux, ce qui peut occasionner des effets indésirables. Fort heureusement, il y a un filtre très important : le pharmacien. Il a la possibilité d'appeler le médecin à son cabinet pour prévenir de l'incompatibilité de tel ou tel médicament et demander quelle conduite il doit tenir : le délivrer ou non. Le pharmacien est un filtre majeur dans le suivi des patients et un acteur majeur de la coordination. Cette coordination des professionnels de santé n'existait pour ainsi dire pas jusqu'à ces dernières années. Il y avait une indépendance, un individualisme chez chaque professionnel de santé si bien que les ordonnances pouvaient se retrouver démultipliées. De plus, avec la facilité de remboursement et la facilité de traitement des maladies chroniques prises en charge à 100 %, certains patients sont devenus de vrais consommateurs de soins. En devenant consommateurs, ils ont eu la possibilité d'imposer certaines de leurs exigences au médecin qu'ils venaient consulter. Même s'il n'en avait pas envie, le praticien en venait à souscrire à ces exigences. Il peut arriver que certains praticiens aient une faiblesse d'attitude, de peur de perdre leurs patients, de peur de voir leurs patients mécontents partir vers d'autres professionnels de santé. Pour garder le contact, certains médecins en sont venus à répondre aux demandes parfois peu justifiées émanant de ces patients devenus très consommateurs. Ce genre de situation est devenue monnaie courante, à mon grand regret.

Dans le même état d'esprit, il y a eu toute une période où certains assurés sociaux, mécontents de leur consultation, multipliaient les rendez-vous et, sortant de chez un médecin, allaient en consulter un autre, ce que l'on a baptisé le « nomadisme médical ». Cette possibilité leur a été donnée à cause des coûts minimes restant à la charge de l'assuré social. La prise en charge à 100 % de certaines maladies chroniques, les remboursements, l'accès aux mutuelles permettent à ce type de patient d'avoir un accès « open bar » aux soins de santé. À partir de ce moment, quelques règles sont devenues nécessaires. Elles ont parfois été difficiles à accepter. La première a été la création de franchises médicales, afin que l'assuré social puisse connaître le coût réel de ses soins. Il s'agit de franchises par boîtes de médicaments, par consultation, par acte médical, ceci afin que le patient puisse adopter une attitude responsable, ce qui vaut également vis-à-vis de sa santé. Il s'agissait de faire en sorte que le patient connaisse le coût des soins, en imposant non pas des taxes, mais des franchises. Appliqué à partir du 1er janvier 2008, le montant de ces franchises médicales s'élevait à 0,50 € par boîte de médicaments, 0,50 € par acte paramédical et 2 € par transport sanitaire. Certes, la mise en place de ces franchises a été mal vécue par la population, mais il fallait tenter de responsabiliser les patients vis-à-vis de leurs frais de santé. Ce fut l'un des objets du rapport d'information sur la problématique de l'assurance maladie, publié en mai 2004 (le problème n'est pas nouveau). J'ai fait partie de cette mission d'information, dont le président et rapporteur était Jean-Louis Debré.

Le nomadisme et l'attitude consumériste de certains patients ont également conduit à imposer un médecin traitant. Je pense qu'à présent cela n'a plus de sens. À partir de 2004, chaque assuré social a été invité à s'inscrire auprès d'un médecin traitant qui devenait le seul médecin dont les consultations pouvaient lui être remboursées quasi intégralement et le seul qui pouvait recevoir ce patient. Si l'assuré social allait chez un autre médecin, la franchise qui restait à sa charge était importante. Cette mesure était destinée à fidéliser les assurés sociaux auprès d'un médecin. L'idée était bonne au départ. Il s'agissait de mettre en place un couple assuré social/médecin, à condition bien sûr que l'assuré social soit satisfait de son médecin. C'était au patient de choisir son médecin, pas l'inverse. Il choisissait d'être inscrit auprès d'un médecin et la Sécurité sociale procédait à cet enregistrement. Plusieurs centaines de patients sont ainsi inscrits auprès de chaque médecin (cela peut aller jusqu'à 2 000 patients par an et par médecin). Or toute médaille a son revers. Aujourd'hui, la situation a complètement changé par rapport à l'époque de la mise en place de cette mesure : il n'y a plus assez de médecins et les patients se retrouvent sans médecin traitant, car ils ne peuvent plus avoir accès à un médecin. Lorsqu'ils veulent consulter, ils se voient fermer la porte. De leur côté, les médecins répondent qu'ils n'ont plus la possibilité de prendre de nouvelles inscriptions. On se retrouve donc avec une partie de la population – estimée à cinq ou six millions de personnes – qui n'a plus accès aux soins faute de pouvoir s'inscrire auprès d'un médecin traitant. Ils se retrouvent avec un handicap. Je pense qu'à l'avenir, dans un avenir très proche, il va falloir revoir le principe du caractère obligatoire et nécessaire du médecin traitant. Comment ? Cela reste à déterminer. Il faudrait développer un « Service d'accès aux soins ». C'est une nécessité. Il faut revoir cette définition du médecin traitant obligatoire et donner à tous les médecins de France, salariés et libéraux, la possibilité de prendre une population supplémentaire libre, prévoir la possibilité d'avoir une part de soins « non programmés », sans engagement, sans obligations. Par exemple, pour un médecin qui a mille patients inscrits, il faut qu'il puisse prendre en supplément 5 à 10 % de patients non-inscrits. Si on multiplie ce principe par le nombre de médecins existants, on devrait pouvoir répondre à toutes celles et tous ceux qui n'ont actuellement pas accès à un médecin traitant référencé. Dans ces conditions, des personnes en difficulté pourraient s'adresser à un médecin sans se heurter à une porte fermée comme c'est trop souvent le cas actuellement.

On a essayé de trouver des solutions à l'échelon local. Dans ma ville de Montargis, on a deux médecins généralistes qui prennent des patients sans rendez-vous et sans références, quel que soit le mode d'accès. Ces deux médecins ont leurs cabinets à l'entrée de la clinique. C'est un service d'accès aux soins. Évidemment, les files d'attente sont importantes, car les patients sont nombreux, mais voilà une des solutions possibles. Évidemment, deux médecins sur toute une agglomération, c'est peu. Mais c'est un exemple d'évolution nécessaire de notre système de santé. Il faut évoluer, car ce qui a été fait à une période n'est plus valable à une autre. Or il faut être prospectif, voire visionnaire.

Les maisons de santé, de grandes espérances, mais des coquilles vides

La médecine a beaucoup évolué depuis les années 1970. À l'époque, où que ce soit en France, les médecins étaient installés de façon individuelle, à titre indépendant, et à leur domicile, que ce soit en ville, dans des appartements, ou bien encore dans leur maison s'ils exerçaient à la campagne. Et puis, petit à petit, on a vu les premières installations en regroupements, en particulier sous forme d'associations. Les médecins se réunissaient par deux ou trois, sous forme de « sociétés de moyens », en mettant en commun leurs moyens dans un cabinet. De l'instant où ils rentraient dans cette démarche de regroupement ou d'association, cela induisait la création d'un secrétariat en commun. Du côté des patients, cela permettait de voir indifféremment l'un ou l'autre des praticiens. Ce type d'installation permettait aussi d'assurer les gardes et permanences. Souvent, on observait que ces associations étaient le fait d'un médecin plus ancien qui s'associait à un médecin plus jeune. Lorsque le médecin le plus âgé prenait sa retraite, il passait le relais et le plus jeune devenait le chef de file du cabinet. Ce modèle avait pour nom « Société civile de moyens » (SCM). Par ailleurs, on a constaté que les plus jeunes, ceux qui viennent de sortir de l'université, souhaitaient très souvent s'installer en regroupements. À l'hôpital, les étudiants sont souvent en groupes : ils sont habitués à travailler ensemble et se voient mal, à la sortie de leurs études, aller s'installer seuls dans un coin. Constatant le déficit d'installations de médecins, les gouvernements successifs ont encouragé les regroupements, afin d'aller vers une médecine coordonnée. Les maisons médicales de garde ont été créées en 2003 par Jean-François Mattéi, puis les ministères de Xavier Bertrand et Roselyne Bachelot ont eu l'idée des maisons de santé, soit monodisciplinaires – de médecine générale – soit pluridisciplinaires, en réunissant plusieurs spécialités. Quel maire n'a jamais voulu prendre à son compte la construction d'une maison de santé en se disant « Je vais créer un cadre et attirer ainsi les médecins » ? L'idée était bonne, mais le résultat le fut moins. Des maisons se sont créées un peu partout en France, y compris dans les plus petites communes. Les maires créent ces maisons de santé en souhaitant que cela entraîne l'arrivée de médecins. Le résultat, malheureusement, n'est pas tout à fait celui escompté : bien souvent, au lieu du médecin tant attendu, ces maisons de santé se retrouvent à abriter des cabinets de kinésithérapeutes, d'infirmières, bien plus rarement des médecins. Il en est ainsi partout sur le territoire français, car on est allé plus vite que la musique. Finalement, on a créé beaucoup de coquilles vides, car le fait de fournir un cabinet ne va pas être le facteur qui va déterminer la venue des médecins : il aurait déjà fallu qu'il y ait des médecins intéressés par le territoire en question et ensuite, seulement ensuite, il fallait les aider à s'installer. Or, on a fait l'inverse et on a créé des coquilles vides, sauf à accueillir des masseurs kinésithérapeutes, des cabinets infirmiers ou d'autres professionnels de santé qui, eux, peuvent investir ces locaux, car ils sont plus nombreux que les médecins en mesure de s'installer. Le problème des regroupements est là. Je l'évoquerai à nouveau, il faut agir auprès des futurs médecins dès le début de leur formation, au moment où ils ne savent pas très bien quel va être leur devenir ; quand ils sont jeunes et qu'ils rentrent à la faculté ou bien quand ils commencent dans les hôpitaux en qualité d'externes par exemple. C'est là qu'il faut pouvoir leur dire : « Attention, à la sortie, qu'est-ce que vous allez faire ? Entre la deuxième année et la fin des études, il se passe sept à huit ans : qu'allez-vous faire au cours de ces années ? Avez-vous déjà une idée ? Avez-vous d'ores et déjà une perspective ? Quelle est la prospective ? Il ne faut pas attendre la fin de vos études pour vous décider ». Si on ne prend pas le temps de les informer sur cette question, ils partent dans leur filière avec, parfois, des œillères ; ils sont le nez dans leur métier, pleinement investis dans le soin aux malades, les consultations, le chef de service, le service dans lequel ils travaillent, mais ils ne voient pas se profiler l'issue. Et quand il ne leur reste plus qu'un an d'études, là seulement ils se posent la question : « Où vais-je m'orienter ? Que vais-je faire ? ». Il y a ceux qui vont choisir la médecine hospitalière : ils sont 50 %. Il y a ceux qui s'orienteront vers la médecine salariée : actuellement, ils sont environ 10 %. Et puis il y a ceux qui opteront pour la médecine libérale. Mais ceux-là choisiront les endroits qui présenteront une certaine attractivité. Parfois, d'ailleurs, ils commettent l'erreur de s'installer là où il y a déjà beaucoup de médecins. Ils vont en effet aller vers des villes attractives, proposant une offre culturelle, et où sont implantées, des écoles, une université. C'est un choix facile, comme serait tenté de le faire chacun d'entre nous : nos choix nous conduisent en général vers ce qui semble le plus agréable. On ne va évidemment pas aller vers ce qui est le moins agréable : le choix est donc biaisé. Donc, quand vous construisez une maison de santé dans une commune de 1 000 ou 2 000 habitants, elle est très éloignée des préoccupations des médecins en fin de parcours d'études qui ne savent même pas qu'elle existe. Ce qu'il faut, c'est que les maires – les élus en général – puissent envoyer un guide à la faculté et aux hôpitaux afin de dire qu'à tel ou tel endroit, on recherche un médecin. Mais les journaux médicaux sont pleins de ce genre d'annonce. Elles sont toutes différentes les unes des autres, certaines sont très attractives, d'autres moins. On vous explique qu'à tel endroit, une maison de santé a été construite et qu'elle est prête pour accueillir trois ou quatre médecins, de telle ou telle spécialité, que la ville est agréable, etc.

Dès l'instant où les premières maisons de santé ont commencé à arriver, elles ont été un facteur important. On s'est dit qu'on allait commencer par en construire et que les médecins suivraient, alors qu'il aurait fallu faire l'inverse. C'est un sujet majeur. Il est vrai que les jeunes médecins, au sortir de la faculté, sont intéressés par le regroupement : c'est un fait, une notion réelle, avérée. Ils ne veulent plus exercer seuls. Ils veulent être plusieurs, ils veulent un mode d'exercice coordonné, avec la possibilité d'échanger entre eux, comme à l'hôpital et, à partir de ce moment-là, ce sont eux qui ont le choix. Ce sont bel et bien les jeunes médecins qui ont le choix, pas les élus. Le problème est là. Du côté des élus, il est vrai qu'il faut communiquer, faire savoir ce que l'on peut mettre à disposition. Il faut informer et créer des guides d'attractivité qui répertorient tous les domaines : les sports, la culture, les écoles, les moyens de transport, etc. Il faut décrire, à destination de ces jeunes médecins, quelles sont les possibilités, quelles sont la patientèle et la démographie locale, quels sont les confrères déjà installés ainsi que les spécialités proposées aux alentours, quels sont les modes d'hospitalisation possibles et quels soutiens la commune peut apporter. Il en existe de plusieurs sortes. La commune peut notamment aider à trouver un logement à louer, aider au déclenchement des aides de la région ou du département en faveur de l'installation des médecins. Le plus souvent, ces aides sont d'ordre financier. On connaît ces aides : les gouvernements successifs prennent des mesures plus importantes année après année. Aujourd'hui, ils en sont à offrir un budget de 50 000 € pour une installation en milieu rural, et on voit même, à l'heure actuelle, des collectivités locales qui offrent des aides encore plus conséquentes. Les médecins qui s'installent ont aussi la possibilité d'obtenir des exonérations fiscales sur leurs revenus. Les élus sont dans la démarche de prêter des logements à titre gracieux au début de l'activité. Il y a tout un panel de solutions pour attirer un médecin qui cherche à s'installer. Si plusieurs médecins arrivent, tant mieux : le pari est réussi.

D'autres élus ont opté pour la solution des centres publics salariés dans lesquels les communes créent une maison de santé dont les médecins sont salariés. Les salaires sont au même niveau que ceux des médecins hospitaliers. Ces médecins deviennent en quelque sorte fonctionnaires de la commune. La municipalité prend alors en charge le salaire, la retraite, les congés, les frais de secrétariat ainsi que tous les frais matériels, y compris l'immobilier. Cela représente donc des investissements importants. En échange, les recettes sont générées par les consultations payées par la Sécurité sociale. La commune touche les recettes et règle les dépenses. Le problème réside dans l'équilibre financier entre les recettes et les dépenses occasionnées par l'activité médicale. Tout n'est pas rose, si on peut s'exprimer ainsi, car beaucoup de centres publics salariés se retrouvent avec des déficits imputables sur les budgets de la ville. Car ces médecins ne sont en ce cas pas soumis au régime libéral : ils sont salariés et donc soumis aux 35 heures. Il y a donc tout un travail d'études à mener avant de choisir cette option. Certains plongent dedans tête la première : cela peut fonctionner, mais cela peut aussi entraîner des déficits.

À ce tableau, il faut aussi ajouter les maisons de santé de type mutualiste. Mutuelles et assurances se sont engagées à créer des centres de santé. Le recrutement des médecins se fait alors par voies internes et ceux-ci exercent alors à titre salarié. Le principe est le même que pour les centres de santé employant des salariés. Mais quelle que soit la formule choisie, c'est beau sur le papier, moins dans la réalité quand on voit qu'il n'y a pas de médecin en disponibilité pour faire fonctionner ces centres de santé. Il faut donc encore et encore trouver des solutions. Et encore une fois, cette solution se trouve dans la formation.

Aujourd'hui, la médecine libérale se trouve un peu en panne. Il faut redonner aux jeunes médecins le goût de s'installer. Les élus font des efforts, qui ne sont pas toujours suivis d'effets. Je ne pense pas qu'il soit nécessaire de continuer à implanter des maisons de santé au risque de continuer à les voir devenir des coquilles vides comme on le voit actuellement. La carence de médecins suscite la panique des élus et de la population. Ils ont espéré que ces maisons médicales constituent une réponse, mais ce n'est pas le cas. Ils ont pensé que les jeunes médecins voulaient tous être salariés : d'une part, cela ne correspond pas aux ambitions des étudiants en médecine dans leur majorité ; d'autre part, le salariat fait d'eux des fonctionnaires, sous la tutelle de la gestion communale et du maire. La collectivité locale se retrouve avec leurs salaires, mais aussi les cotisations sociales, les droits à la retraite, les congés payés, ce qui génère des financements importants. La Cour des comptes avait constaté que nombre de communes se retrouvaient ainsi en difficulté financière. Le salariat des médecins par les collectivités ne constitue donc pas la panacée.

Les mercenaires du système hospitalier

Dans les hôpitaux de France, la vacance de postes de médecins et de chirurgiens est importante, ce qui entraîne des besoins de recrutement. Parallèlement au système classique, il existe des praticiens qui monnaient leurs compétences auprès des directions des hôpitaux pour quelques heures ou quelques semaines, pour des tarifs en dehors de la norme afin de répondre à la loi de l'offre et de la demande. Quand un hôpital est en difficulté pour assurer son service de médecine ou de chirurgie, comme c'est le cas dans bon nombre d'hôpitaux locaux ou régionaux dans les villes moyennes, quand les services de chirurgie générale, par exemple, se retrouvent démunis en personnel de santé, une catégorie de praticiens répond. Mais ils le font moyennant des sommes extravagantes, jusqu'à l'absurde. Mais le directeur de l'hôpital se retrouve confronté au dilemme suivant : s'il n'a personne pour tenir le service, doit-il le fermer ? Cette décision de fermeture est en soi une responsabilité vis-à-vis de la population qui va monter au créneau en apprenant que l'on ferme son service de chirurgie ou bien sa maternité. Il va aussi se retrouver confronté à la colère des élus locaux. Ce qui amène notre directeur d'hôpital à dire *amen* face aux exigences de ces praticiens que l'on qualifie de « mercenaires ». Ils ont les compétences, mais ils se situent en marge des conventions sur le plan financier. Ils vivent de ces remplacements et imposent leurs tarifs. Le directeur d'établissement hospitalier se retrouve contraint de passer sous les fourches caudines et de répondre à leurs exigences financières, les honoraires de ces mercenaires pouvant s'élever à 2 000 € ou 3 000 € la journée. Ils sont chirurgiens, anesthésistes, accoucheurs, tous ces médecins dont on a besoin pour faire tourner les services, en plus des urgentistes. Ce sont les postes essentiels d'un hôpital et vous ne pouvez pas laisser ces services sous la seule responsabilité des internes ou des praticiens adjoints. Que s'est-il passé pour en arriver là ? Le gouvernement est conscient du caractère anormal de cette situation et de la nécessité de stopper cette hémorragie financière due aux mercenaires. Quelle peut être la réponse ? Tout récemment, le ministre de la Santé Olivier Véran a proposé une réponse que je n'ai pas approuvée : il a attribué cette responsabilité au directeur de l'établissement. Si les tarifs de ces praticiens sont élevés, le comptable public dépose une plainte auprès de l'Agence régionale de Santé. La responsabilité incombe alors au directeur, avec potentiellement la possibilité de lui demander de rembourser les sommes qui ont été versées de façon excédentaire. En conséquence, le directeur d'établissement va cesser d'avoir recours aux mercenaires. Mais ce faisant, le service en question va finir par fermer. J'ai proposé au gouvernement un amendement par lequel la responsabilité de la vacance d'un service n'incombe pas au directeur de l'établissement, mais relève plutôt de la responsabilité de l'ARS. C'est au directeur régional de l'ARS de trouver une solution pour éviter l'emploi de mercenaires. Si cela conduit à la fermeture du service, l'ARS en assume l'entière responsabilité vis-à-vis des élus et de la population. Ce n'est pas à un directeur d'hôpital de prendre, seul, une telle décision. Si un directeur d'hôpital se retrouve à avoir besoin d'un anesthésiste, il est prêt à signer pour avoir une personne qui vient pour 48h, mais pour 2 000 € ou 3 000 €. Cette situation est anormale. Ces médecins se vendent au plus offrant. Mais si on ne veut pas fermer, on signe le chèque. Le gouvernement a demandé à ne pas accepter de dépassements contraires aux règles de la comptabilité publique. Or les tarifs normaux sont deux fois moindres. Pour ma part, j'estime que ce n'est pas à un directeur d'hôpital de supporter l'absence d'un praticien et la vacance d'un service.

Nous verrons quelle sera l'évolution en réponse aux dispositions prises récemment. Si la situation conduisait à la fermeture de services, quel serait le résultat vis-à-vis de la population ? Faudra-t-il envisager de laisser la place à ce que l'on appelle des praticiens attachés, des praticiens adjoints ou encore à des PADHUE (praticiens à diplôme hors Union européenne) ? Ce n'est pas leur rôle ; ils sont en général sous la coupe d'un chef de service ou d'un chef de pôle. Dans la très grande majorité – c'est un constat – ces praticiens attachés viennent de pays situés en dehors de l'Union européenne et leurs compétences ne sont pas reconnues par l'université française. Mais ils peuvent travailler, car ils ont passé des équivalences et parce qu'ils sont sous la responsabilité d'un chef de service qui a tous les diplômes nécessaires pour exercer son rôle. En son absence, lors de ses congés par exemple, que fait-on ? Deux options se présentent : soit on ferme temporairement le service, soit on le place sous l'égide des praticiens adjoints. En raison des 3 000 postes actuellement vacants dans les hôpitaux en France, une grande majorité d'établissements a recours au recrutement de PADHUE. La grogne des hôpitaux vient aussi de là : on manque de personnel médical. Le problème n'est pas que le personnel médical se tourne vers le secteur privé : le vrai problème, c'est que l'on manque de personnel médical, car l'attractivité de l'hôpital est malheureusement assez réduite du fait des salaires et des statuts. Il est donc indispensable de procéder à une grande réforme hospitalière. Tout ce qui a été fait à ce jour relève du bricolage et du saupoudrage. Il faudrait une réforme qui redonne de l'attractivité au système hospitalier. J'en veux pour preuve qu'à l'époque où le système fonctionnait, à la suite de la réforme des CHU – en 1958 – les praticiens avaient la possibilité d'exercer une activité libérale, tout en conservant à titre principal leur statut public. Ils pouvaient exercer en tant que chefs de service à temps partiel et avoir une activité libérale privée dans une clinique ou à l'intérieur de l'hôpital, sous l'égide de la direction de l'établissement hospitalier et d'une instance de contrôle. Évidemment, il y a eu des dérives : l'activité libérale passait parfois par ce que l'on appelait « des dessous de table ». En réponse à cette dérive, il a été admis que cette part d'activité libérale soit contrôlée par la direction de l'hôpital au regard des instances fiscales, notamment, ce que je valide totalement. Mais ce faisant, on a encore resserré l'étau et ces activités libérales au sein de l'hôpital ont pour ainsi dire disparu. Les médecins étant mieux rémunérés dans le privé, ils quittent l'hôpital au profit du privé : c'est la fuite des cerveaux. Si l'on veut conserver les praticiens dans le milieu hospitalier, il faut en revenir aux fondamentaux de la réforme de 1958 où il y avait une plus grande liberté à l'intérieur des hôpitaux, d'autant plus que, souvent, il s'agissait de praticiens privés qui entraient à l'hôpital en raison de l'attractivité de celui-ci. C'est ainsi que, de nos jours, on a encore de grands professeurs, des gens de renommée internationale, mais ils sont de l'ancienne génération. Je pense notamment au Professeur Jean-Michel Dubernard, aujourd'hui décédé, avec lequel j'ai travaillé pendant de longues années à l'Assemblée nationale et qui était devenu un ami. C'était un médecin hospitalier qui exerçait aussi en secteur libéral. Il avait des ambitions médicales et chirurgicales : il n'était pas du genre à rester derrière son bureau. Mais il était d'une autre génération.

Cette question des mercenaires reste un problème important pour le monde hospitalier et pour la survie de nos hôpitaux locaux. Car le problème ne se pose pas dans les grands CHU, mais dans les hôpitaux de villes moyennes. J'attends de voir, si les propositions de François Braun, au moment où il était ministre de la Santé, suffisent à résoudre cette situation. Je crains que la montagne de la Loi Rist n'accouche d'une souris, car cette loi met en avant la responsabilité du seul directeur. Seul, il doit affronter la réaction des élus et des citoyens en cas de fermeture de l'un des services essentiels ! Alors que ce genre de fermeture relève de la responsabilité des agences régionales de santé et que cela doit rester ainsi !

Partie II :

Les années COVID

La grande désorganisation

Avec plusieurs dizaines de décès dans leurs rangs dès les débuts de cette crise sanitaire, les professionnels de santé ont payé un lourd tribut. Or, ce sont eux qui ont réellement pris en charge cette pandémie, ce n'est pas l'État, qui a été débordé par la situation du fait de sa bureaucratie et de sa technocratie : plus personne ne savait réellement qui pilotait l'avion. Finalement, tous les professionnels de santé, de concert avec les élus locaux, sont ceux qui ont réussi à prendre en main cette pandémie, surtout dans les premiers mois.

Il faut se souvenir qu'au début de cette pandémie, nous étions dépourvus de matériel de protection en général, que ce soit les masques, les blouses, les surblouses, les gants. Il faut se souvenir aussi que le personnel hospitalier improvisait des blouses taillées dans des sacs poubelle. On manquait de matériel de santé en général, de médicaments, de respirateurs. Le débordement était total, y compris du côté du nombre de lits disponibles. Entre le public et le privé, on ne savait plus ce qu'il fallait faire, on a perdu du temps alors que le privé était grand ouvert. Le service public ne comptait que 5 000 lits de réanimation en France, mais il y en avait autant dans le privé qui n'ont pas tout de suite été pris en considération. Quand on s'est retrouvé avec 7 000 ou 8 000 malades en soins intensifs, des lits ont été ouverts dans le secteur public, au détriment d'autres patients dont il a fallu déprogrammer la prise en charge dans certaines spécialités. L'État stratège, qui doit chapeauter le système de santé, était débordé : cela a laissé des traces.

Souvenons-nous qu'il n'y avait pas suffisamment d'antibiotiques, pas assez de curare – qui sert à mettre les patients en coma artificiel –, on a manqué de médicaments, qu'il a fallu importer d'autres pays ; pareil pour les appareils. Tous les médecins, tout le personnel soignant a « mis les mains dans le cambouis ». On garde néanmoins ce souvenir fantastique quand, tous les soirs, la population applaudissait aux fenêtres à 20 heures pour leur faire signe et les remercier, car ils étaient 24 heures sur 24 et 7 jours sur 7 sur le pont, en train de travailler. On a eu plusieurs dizaines de drames professionnels, des médecins et des soignants qui ont perdu la vie, contaminés à leur tour par la COVID-19. Ce fut le cas notamment du Dr Jean-Jacques Razafindranazy, médecin urgentiste à l'hôpital de Compiègne, par ailleurs réserviste, premier soignant mort en France de la COVID-19, le 21 mars 2020, au moment du premier pic de la pandémie. N'oublions pas non plus le Dr Li Wenliang, premier médecin au monde à avoir averti du danger que représentait ce virus. Il est mort le 7 février 2020, à l'âge de 33 ans. Tout cela doit servir de leçon. On ne fera plus demain ce qui a été fait hier.

Cette crise a eu un effet cataclysmique sur les EPHAD, car il n'y avait ni vaccins, ni matériel de protection, ni médicaments. Les résidents ont été mis à l'isolement, au détriment de leurs relations avec leurs familles. Les conséquences ont été dramatiques, notamment sur le plan psychologique. Il faut se rappeler que, au cours des confinements, l'on a vu des soignants rester enfermés avec les résidents à l'intérieur des établissements, jour et nuit, 24h sur 24, avec interdiction de sortir.

Dans cette crise épidémiologique, les soignants ont fait preuve d'efficacité, mais ils ont eu un temps de décalage. Car lors de la première vague, les cabinets des médecins libéraux ont été fermés. Entre mars et mai 2020, ils ne recevaient plus de patients. Seuls restaient en piste les médecins hospitaliers ainsi que ceux de la réserve sanitaire. Il me semble que ce point est à revoir, car cela a engendré des retards terribles dans la prise en charge de certaines pathologies. Certains patients se sont retrouvés avec des pertes de chances, car ils n'ont pas été pris en charge à temps dans leur pathologie qui ne relevait pas de la COVID-19 (infarctus, maladies vasculaires, cancers, etc.). En 2020, on a estimé à plus de 8 000 le nombre de décès liés à des cancers non traités du fait de cette pandémie. Les chiffres sont les mêmes pour 2021 et les chiffres pour l'année 2022 (qui ne sont pas encore connus au moment où j'écris ces lignes) s'annoncent pires. Les conséquences vont être terribles. Il faut donc absolument trouver une solution pour ne plus bloquer la santé de tout le pays, que ce soit à l'hôpital, mais aussi en ville. Il faut que les médecins soient formés et informés, et qu'ils puissent se protéger tout en exerçant leur métier.

Quand le coronavirus responsable de la COVID-19 est arrivé en Europe, en novembre ou décembre 2019, on a constaté qu'en France, nous étions démunis, dépourvus de tout stock et de toute stratégie. Or il se trouve que nous avions réfléchi et travaillé dès 2007 à la rédaction d'un Plan de prévention anti-pandémie, ainsi qu'à la création de l'Établissement de préparation et de réponse aux urgences sanitaires (ÉPRUS), établissement destiné à gérer la réserve sanitaire ainsi que les stocks stratégiques de produits de santé. Mais l'ÉPRUS avait disparu en 2016 au profit de l'agence Santé publique France. Entre 2012 et 2019, il n'y a pas eu de suivi des stocks sanitaires. Les commissions d'enquête parlementaires chargées, tant à l'Assemblée nationale qu'au Sénat, d'évaluer la réponse à la crise sanitaire nous ont par ailleurs appris qu'il ne restait plus, lors du déclenchement de l'épidémie au début de l'année 2020, qu'une centaine de millions de masques de ce que l'on appelle « les stocks stratégiques ». Pourquoi n'a-t-on pas suivi ce qui avait été préconisé et écrit en 2010 ? On avait dit que, chaque année, il fallait mesurer et renouveler les stocks stratégiques nationaux. Si certains lots de masques étaient périmés, il fallait les renouveler. Au lieu de cela, on a constaté qu'il n'y a eu aucun engagement financier ni de contrôle réel de tous ces stocks. En 2018, à la veille de l'épidémie, le Professeur Jean-Paul Stahl, infectiologue au CHU de Grenoble, avait été chargé par Santé publique France d'étudier les stocks d'antiviraux dans la perspective d'une épidémie de grippe. Le Professeur Jean-Paul Stahl a rendu un avis sur les stocks de masques et d'antibiotiques. Le rapport, rédigé par le groupe d'experts qu'il présidait, estimait que la France aurait besoin d'environ 1,2 milliard de masques. Mais tout cela n'était qu'une réponse du berger à la bergère puisque le Professeur Stahl avait été missionné par Jérôme Salomon, alors directeur général de la Santé. Autant dire qu'il avait été missionné par le ministère de la Santé. Qu'a-t-on fait du rapport qu'il a rédigé ? Il est resté lettre morte. Prévoir et se préparer à la lutte contre les épidémies, c'est indispensable et nécessaire, avais-je dit. Lorsque, le 3 mars 2020, j'ai interrogé le ministre Olivier Véran sur le nombre de masques inventoriés dix ans auparavant, il a répondu que les stocks de masques FFP2 arrivés à expiration n'avaient pas été renouvelés parce qu'on n'avait pas besoin de stocks d'État et que les stocks de masques chirurgicaux n'atteignaient pas plus de 145 millions d'unités, les autres ayant été détruits. L'excuse invoquée était qu'ils avaient été pollués ou bien qu'ils étaient périmés, ce que je conteste. Dans ma mairie de Montargis – c'est un exemple – nous avons retrouvé un peu plus de 60 000 masques dans des cartons : nous les avons donnés au centre hospitalier. Ils ont pu encore servir. Les élastiques étaient probablement endommagés, mais les maques étaient encore là : même abîmés, ils permettaient de se protéger.

On a pris un retard considérable dans la protection à cause de cette absence de masques. Une phrase du ministre Olivier Véran va rester dans les annales : « *L'usage du masque en population générale n'est pas utile* ». Or, dans nos rapports publiés en 2003-2004, nous avions dit le contraire. Je conteste le démarrage de la stratégie gouvernementale pour lutter contre cette pandémie. À Taïwan, au Vietnam, en Chine, à Hong Kong ou encore en Corée du Sud, le nombre de victimes a été beaucoup plus faible par rapport aux pays qui n'avaient pas adopté ces mesures. Je suis critique vis-à-vis de cette erreur de démarrage. Sibeth Ndiaye, porte-parole du gouvernement, avait même affirmé que le port du masque n'avait aucun intérêt si l'on n'était pas malade et que la plupart des gens ne savaient pas l'utiliser.

Ensuite est venue la stratégie vaccinale. Une fois que l'on a pu mesurer l'ampleur du drame, il fut évident que le seul moyen efficace pour stopper cette épidémie résidait dans la vaccination. Pourquoi n'avoir d'abord engagé cette stratégie vaccinale que pour certaines catégories d'âge ? Bien entendu, c'était pour protéger les personnes les plus fragiles, les plus vulnérables, d'où ce choix de vacciner en priorité les personnes les plus âgées, celles qui sont plutôt en maisons de retraite, celles qui sont isolées. Oui, mais pourquoi s'être accroché uniquement à cette population ? Pourquoi ne pas avoir plutôt orienté la vaccination vers le personnel de santé et ceux qui travaillent dans les maisons de retraite ainsi que les auxiliaires de vie qui travaillent au domicile ? Or, dans les faits, ce personnel n'était pas protégé ni par les masques ni par les vaccins. Et puis pourquoi ne pas avoir engagé le plus vite possible une stratégie de vaccination de masse ? J'entends par là une vaccination visant toute la population. Cela avait été fait en 2010 contre le H1N1 : il n'y avait pas eu de sélection par catégorie d'âge. Pourquoi cette différence de traitement cette fois-ci ? La réponse est simple : parce qu'il n'y avait pas suffisamment de doses de vaccin. À la fin du mois de mai 2021, le Président de la République avait annoncé que la vaccination allait s'étendre aux jeunes adultes à partir de 18 ans ; puis, début juin, aux adolescents à partir de douze ans, mais on se demandait s'il y aurait suffisamment de doses. Car là encore, parmi les difficultés rencontrées, il y a eu un dysfonctionnement dans l'approvisionnement en vaccins à l'échelon de l'Europe. Là encore, malheureusement, on est allé à contre-courant. On a abondé dans le sens d'une décision européenne qui consistait à s'engager dans des contrats d'achats avec l'ensemble des pays d'Europe, alors qu'on avait la possibilité de le faire dans chaque pays. Or la santé n'est pas une compétence européenne. Dans ce domaine, les États sont souverains. Certains pays ont d'ailleurs fait valoir leur souveraineté, notamment la Grande-Bretagne (la pandémie a commencé avant l'entrée en vigueur du Brexit et la Grande-Bretagne faisait encore partie de l'Union européenne). D'autres pays d'Europe de l'Est ainsi qu'Israël ont signé des contrats indépendants pour l'achat de vaccins, en fonction de leurs besoins. Nous sommes Européens, c'est vrai, mais parfois, il faut savoir aller plus loin : il fallait taper sur la table et avoir des contrats le plus tôt possible. Or on connaissait depuis longtemps les entreprises pharmaceutiques qui développent les vaccins, que ce soit Pfizer, Moderna, AstraZeneca, Sanofi (même si ce dernier a connu un échec) et d'autres encore. Dès le mois d'avril 2020, on pouvait déjà signer les contrats. Or ils n'ont été signés qu'en fin d'année. Là encore, on a accusé quelques mois de retard, ce qui a eu des répercussions au moment de la vaccination : au lieu de vacciner, comme ce fut le cas dans d'autres pays, dès le mois de décembre 2020, quand le vaccin de Pfizer est sorti et qu'il a été évalué, on n'a attaqué les vaccinations qu'à partir du mois de février 2021. On a systématiquement eu trois mois de retard. Au début du mois de juin 2021, 18 % de la population avait reçu ses deux doses. À l'époque, on considérait qu'une personne avait un schéma vaccinal complet quand elle avait reçu ses deux doses. Dans d'autres pays, on en était à plus de 50 % de la population. Là encore, on accusait les conséquences des trois ou quatre mois de retard initiaux.

L'article du Parisien paru le 5 janvier 2022 a fait l'effet d'un pavé dans la mare : dans un rapport publié en novembre 2021, l'IGAS (Inspection générale des affaires sociales) a étrillé la gestion de cette crise par le gouvernement. Il a fallu plus de deux années pour que l'existence de ce rapport, commandé par Olivier Véran, alors ministre de la Santé, soit portée à la connaissance du public. L'essentiel de ce rapport confirme à retardement les questions au gouvernement que j'ai posées en mars 2020. Il confirme aussi les conclusions de la Commission d'enquête parlementaire sur la gestion de la crise pandémique rendue publique en... septembre 2021 !

Mise au jour de la pénurie de masques

Le 3 mars 2020 à l'Assemblée nationale – soit deux semaines avant le premier confinement – lors de la séance des questions au gouvernement, j'ai interpellé Olivier Véran, ministre de la Santé, afin de lui demander où en était l'état des stocks stratégiques. Il faut se rendre compte qu'à ce moment, la menace pandémique se précisait et que les soignants – médecins libéraux ou hospitaliers, monde infirmier, mais aussi pharmaciens – étaient inquiets, car les livraisons de masques se faisaient au compte-gouttes. Ce jour-là, ma question au gouvernement a été la suivante : *« En 2006, 200 millions de masques FFP2 et 6 000 respirateurs ont été stockés : je souhaiterais savoir ce qu'ils sont devenus. Quel est leur état ? ». Olivier Véran m'a répondu en ces termes : « En 2011, il a été déterminé que la France n'avait pas à faire de stocks d'État des fameux masques FFP2 : il n'y a donc pas de stocks de masques FFP2 suite aux décisions de 2011. En 2011, il a été décidé que la France devait se doter d'un stock de 145 millions de masques chirurgicaux (les masques anti-projections). Ainsi la France dispose d'un stock d'État de 145 millions de masques anti-projections ».* En résumé, les stocks s'étaient volatilisés. Par la suite, le ministre fraîchement investi dans ses fonctions (il avait été nommé dans le courant du mois de février après la démission de Mme Buzyn) a tenté l'esquive en disant que *« les masques étaient inutiles en population générale »*. C'est donc là, dès le début du mois de mars 2020, que j'ai lancé la bataille. À cette même époque, j'ai été interviewé dans ma permanence de Montargis pour une émission intitulée *Coronavirus, l'état d'urgence*, diffusée le 2 avril 2020. Cette émission d'une durée de trois heures, présentée par Élise Lucet et Jacques Cardoze, était le fruit du travail des rédactions fusionnées d'*Envoyé spécial* et *Complément d'enquête*.

Dès l'instant où M. Véran a reconnu qu'il n'y avait plus de masques dans les stocks nationaux, alors que nous avions quitté le gouvernement avec un stock stratégique constitué, nous voulions une explication. Les premiers cas de COVID-19 en France avaient été détectés à partir de janvier 2020. L'OMS avait lancé son alerte à la toute fin du mois de décembre et les premiers cas en Chine avaient été signalés à partir de la mi-novembre. Je n'étais pas intéressé par la polémique : je voulais objectivement connaître la traçabilité du stock stratégique alors que l'alerte pandémie avait été lancée quelques semaines auparavant. Où étaient passés ces masques ? Entre les 1,4 milliard de masques chirurgicaux en 2011 et l'état des stocks en mars 2020, la différence était énorme : plus d'un milliard de masques avaient disparu. Or, outre leur intérêt stratégique, ces masques représentent aussi de l'argent public. Au cours de mes interventions à l'Assemblée, j'ai répété chaque fois les mêmes questions afin d'obtenir des explications. Nous n'avons jamais eu de réponse.

Pendant les deux mois du premier confinement, l'Assemblée a fonctionné au ralenti : sur la centaine de parlementaires de mon groupe, seule une trentaine d'entre nous pouvaient siéger en même temps. Pour autant, dès mars 2020, nous avons travaillé à une mission d'information sur l'impact, la gestion et les conséquences de l'épidémie de COVID-19. Un premier rapport a été rendu début juin : il portait sur la stratégie de sortie progressive du premier confinement. Le groupe de travail, dont je faisais partie, était piloté par le Parlement. Il s'agissait d'auditionner des personnalités telles que M. Édouard Philippe, alors Premier ministre, le Professeur Jérôme Salomon, directeur général de la Santé et d'autres personnalités, émanant notamment du Conseil scientifique. Il s'agissait pour nous, au cours de cette première étape de nos travaux, de déterminer quelle était la stratégie du gouvernement : dans ce premier volet, nous avions la possibilité d'apporter notre regard critique. Ensuite seulement est venu le temps d'enquête de cette mission parlementaire, un processus qui a duré encore plusieurs mois : toutes les parties ont été auditionnées, que ce soit Santé publique France, des préfets en place à l'époque de l'ÉPRUS, les ministres successifs, y compris Mme Buzyn, etc. Nous voulions obtenir des réponses. Cette commission d'enquête a été sévère dans ses conclusions, rendues en décembre 2020 : elle a montré qu'il y avait eu des défauts dans la gestion de cette crise. Ce constat a par ailleurs été corroboré par la commission d'enquête du Sénat. Il y a eu aussi le rapport du Professeur Stahl qui, juste avant la crise, avait indiqué que la France avait besoin d'un stock de 1,2 milliard de masques chirurgicaux alors qu'il n'y en avait plus. Ce rapport a été porté à la connaissance du directeur général de la Santé et du ministre, mais rien n'a été fait en conséquence.

Dès que les vaccins ont été mis à disposition, j'ai pris part à la mise en œuvre d'une politique vaccinale. Très tôt, j'ai voulu que la vaccination s'adresse à tous les publics, non pas qu'elle soit réservée aux plus âgées et aux plus fragiles, dans ce « saucissonnage » auquel on a assisté : je reste critique à l'égard de la façon dont la stratégie vaccinale a été organisée. À titre personnel, en plus de mon activité de parlementaire, je me suis impliqué en tant que médecin vaccinateur au centre de vaccination de ma ville chaque fois que j'étais disponible, y compris pendant la semaine entre Noël et le jour de l'An. Toute l'année 2021 aura été consacrée à cette vaccination, qui a commencé en janvier (avec des difficultés d'inscription au début, qui se sont heureusement arrangées avec le temps). Tout au cours de l'année, j'ai suivi l'activité de ce centre et j'ai conseillé les personnes qui me sollicitaient. J'aurais voulu que l'on s'inscrive dans une politique de vaccination obligatoire, comme le préconisait d'ailleurs l'Académie nationale de médecine.

Ce qui avait pourtant été mis en place dès 2010

Au début des années 2000, avec l'épisode du charbon – une affaire de bioterrorisme –, on a commencé à réfléchir au risque épidémique. Il y a aussi eu, à peu près à la même époque, la première grippe aviaire. Entre 2000 et 2010, j'ai donc eu l'occasion, avec d'autres, de réfléchir sur l'historique de toutes ces épidémies.

Certaines épidémies sont d'origine animale : ce sont les zoonoses. La première grande épidémie de grippe du XXe siècle fut celle de 1918, la fameuse grippe espagnole qui a infecté 27 % de la population mondiale et a fait plus de morts que la Première Guerre mondiale. Ensuite, il y a eu celle de 1957 et de 1958. Plus tard, en 1968-1969, s'est propagée la grippe dite « de Hong Kong » dont l'origine est due à une souche réassortie H3N2. Puis on passe à l'épidémie de SRAS – syndrome respiratoire aigu sévère – partie de Chine en 2003 et qui s'est éteinte l'année suivante. Enfin, le H1N1 a émergé en 2009. Provoquée par un nouveau virus de la grippe A, cette épidémie s'est officiellement terminée en France en janvier 2010.

Sur ces sujets, j'ai rédigé des rapports au nom de l'Office parlementaire d'évaluation des choix scientifiques et technologiques : sur le risque épidémique en mai 2005 ; sur la tuberculose en février 2007 ; sur la mutation des virus et la gestion des pandémies en juin 2010. Ces rapports ont été publiés et ont reçu un bon accueil, tant de la part des autorités que des scientifiques. J'avais participé à des Congrès et des conférences autour de ces sujets. J'ai d'ailleurs le souvenir de m'être retrouvé à côté du professeur Didier Raoult en 2010, au Sénat, pour débattre de ces sujets. Même si les méthodes du Professeur Raoult ont fait débat, il n'en reste pas moins un scientifique connu et reconnu, au-delà des questions d'actualité.

Toutes sortes de maladies – grippe, rougeole, typhus, syphilis, poliomyélite et tant d'autres – ont déferlé sur le monde au fil des siècles et ont décimé une grande partie de la population. À partir des années 1930, on est parvenu à contenir la tuberculose et à faire en sorte qu'il y ait moins d'infections au bacille de Koch. Ce fut une grande étape. Puis est apparu le sida, autour de 1981-1982. Encore aujourd'hui, cette maladie fait de nombreuses victimes. L'hépatite C, due au VHC, a suivi cette même tendance en matière de risque épidémique. En fait, l'humain a appris à vivre dans un environnement riche en agents infectieux et viraux transmis tout particulièrement par les animaux. On l'a vu avec Ebola, transmis par les singes, ainsi qu'avec la dengue et le chikungunya, transmis par les moustiques tandis que poulets et chauves-souris ont été les vecteurs du SRAS ainsi, probablement, que du coronavirus responsable de la COVID-19. Tous ces exemples ont montré, dès le milieu des années 2000, qu'il fallait être capable de réagir.

En 2007, le gouvernement a réagi en donnant carte blanche pour la création d'un Établissement de préparation et de réponse aux urgences sanitaires, appelé ÉPRUS. Cet établissement, créé par la loi du 5 mars 2007 relative à la préparation du système de santé face à des menaces sanitaires de grande ampleur, était chargé de la gestion de la logistique des médicaments, vaccins et autre matériel, qu'il s'agisse d'appareils respiratoires, de seringues, de blouses, surblouses, masques, etc. Il était également chargé de constituer, gérer et maintenir la réserve sanitaire qui permettait aux professionnels de santé qui le souhaitaient d'être répertoriés afin de devenir réservistes au cas où il y aurait nécessité d'engagement pour aller sur le terrain. Ce fut notamment le cas au moment de la maladie à virus Ebola : de nombreux réservistes ont été appelés en Afrique. Cette réserve sanitaire existe, elle est majoritairement constituée de médecins retraités, mais elle compte aussi dans ses rangs des médecins en exercice. Elle permet donc de solliciter des candidats afin de répondre en cas d'urgence sanitaire. L'ÉPRUS était donc l'établissement gestionnaire pour faire face à ce type d'événement. J'ai été un de ces réservistes. On a réussi à obtenir des engagements financiers de l'État et à obtenir un statut d'établissement pharmaceutique dès 2007-2008, ce qui a permis de stocker et fabriquer des médicaments, en particulier des antiviraux, en l'occurrence le Tamiflu. On a également obtenu les antibiotiques et corticoïdes nécessaires à la constitution d'un stock suffisant pour faire face. Il fallait également une grande quantité de masques : le nombre nécessaire aux besoins journaliers en France avait été évalué à 1,6 milliard de masques, toutes catégories confondues, que ce soit des masques chirurgicaux ou des FFP2. Ce nombre de masques a été stocké en 2009-2010, dans cet établissement. D'où venaient ces masques ? Le gouvernement de l'époque et le directeur de l'ÉPRUS avaient fait des appels d'offres auprès de quatre entreprises françaises :

l'une était installée dans les Hauts-de-France, l'autre en Bretagne, et il y en avait deux autres encore. En 2009-2010, au moment du H1N1, un ensemble de dispositions relatives à la sécurité sanitaire était en place. Un Plan national de prévention et de lutte « pandémie grippale » avait été rédigé. Il s'agissait donc d'un plan, minutieusement construit, dont on peut retrouver le texte, publié en 2011, sur le site du ministère des Solidarités et de la Santé : 250 fiches d'action qui permettent de répondre présent dans tous les domaines, qu'il s'agisse de l'école, des transports, de l'alimentation, des collectivités locales ou au niveau du public. Pour chaque secteur d'activité, on avait des fiches d'actions visant à répondre à toutes les situations. Du côté des hôpitaux, on avait également un Plan blanc qui permettait d'être préparés, afin de pouvoir mettre en place les déprogrammations d'interventions dans certains services au profit d'autres qui, de leur côté, devaient se tenir en alerte, dans la perspective d'un drame susceptible de survenir.

Car à côté de toutes ces épidémies, nous n'avions pas oublié le risque du bioterrorisme dans le contexte international. On avait d'ailleurs réfléchi à la possibilité d'une pollution volontaire des réservoirs d'eau potable des grandes villes par le virus du charbon ou quelque autre virus mortel. Ces réservoirs d'eau potable des villes sont sous la gestion de grandes sociétés industrielles. On avait envisagé des schémas terribles où la vie de populations de villes entières était engagée. Ces plans répondaient à la fois aux virus pandémiques et à ceux du bioterrorisme. À ce moment-là, je disais que la France était armée, qu'elle disposait d'un bouclier sanitaire. Il fallait qu'une décision vienne du haut de l'État. On avait imaginé une « task force », un comité de lutte interministériel géré par un délégué interministériel : ce fut le Professeur Didier Houssin, qui a parfaitement rempli son rôle et qui, à intervalles réguliers, nous impliquait dans ses réflexions et dans ce que l'on a appelé « les expérimentations régionales ». Celles-ci furent au nombre de six, réparties sur le territoire français. On imaginait le scénario catastrophe et l'exercice permettait de savoir si on était à jour. Il montrait aussi ce qu'il fallait améliorer.

Comme je l'ai écrit alors dans un rapport, les sujets majeurs en cas de drame résident dans la désorganisation du système de santé, dans celle de la vie sociale et de la vie économique : or c'est exactement ce que l'on a vu avec la COVID-19. J'ai l'impression que nous avions été un peu en avance. Le risque de paralysie des services essentiels et nécessaires au fonctionnement de la société et de l'État était avéré.

D'où ce Plan, avec ses 250 mesures qui visaient « à organiser la désorganisation ». Il y a eu un lourd travail, régulièrement évalué. La loi du 9 août 2004 relative à la politique de santé publique permet au ministre de la Santé de prendre par arrêté toute mesure proportionnée aux risques connus de temps et de lieu afin de prévenir et de limiter les conséquences des menaces possibles sur la santé de la population. L'état d'urgence sanitaire grave tel que défini par la loi de 2005 est venu compléter une loi qui datait de 1995 : tous les 10 ans, il y avait une évaluation ou bien un complément dans ce qu'on appelle l'état d'urgence sanitaire. La délégation interministérielle conduite par le professeur Didier Houssin coordonnait l'action de l'État contre les pandémies, de concert avec le secrétariat général de la Défense nationale – le SGDN, devenu depuis SGDSN, secrétariat général de la Défense et de la Sécurité nationale, à partir de 2009 – qui assistait, élaborait et actualisait ce plan. Car la Défense nationale a son rôle à jouer face à une attaque sur notre pays. Or cette attaque pouvait aussi bien être d'origine virale que terroriste. Il fallait donc que la Défense nationale fût au côté du délégué interministériel, ce qui permettait d'avoir à la fois la coordination entre le ministère de la Santé, le ministère de l'Intérieur, le ministère de la Défense, tout cela bien entendu sous l'autorité du Premier ministre. Ce plan était décliné à l'échelon régional en travaillant avec les préfets des zones de défense. Il existe huit zones de défense en France, avec à leur tête des préfets chargés de gérer ce plan au niveau territorial, ainsi que l'application des 250 mesures, au cas où l'urgence sanitaire surviendrait. À ce moment-là, le Comité de lutte interministériel avec à l'époque le DILGA – délégué interministériel de la lutte contre la grippe aviaire – avait permis d'adresser un lot de masques à toutes les mairies, toutes les collectivités locales de France et tous les professionnels de santé libéraux. Tous avaient reçu gracieusement un stock de masques de prévention. Résultat, on les a retrouvés dans les archives (ou les caves !) des médecins, des pharmaciens et des mairies. Ils n'ont jamais servi et, en raison du manque de masques au début de la pandémie de COVID-19, on a ressorti ceux que l'on avait retrouvés.

Si je remonte plus loin encore, jusqu'en 2005, période des rapports parlementaires [2] dont j'étais l'auteur avec Mme Marie-Christine Blandin – une collègue sénatrice également membre de l'Office

---

[2] Rapport sur le risque épidémique, tomes I et II, Jean-Pierre Door, Marie-Christine Blandin, publié en 2005

parlementaire d'évaluation des choix scientifiques et technologiques –, nous avions également détaillé ce que l'on appelle « les mesures barrières », qui servent à freiner les épidémies. Nous avions mis en particulier l'accent sur l'obligation du port du masque en population générale. Je l'avais indiqué au regard de ce qui s'était fait à Hong Kong avec le SRAS – syndrome respiratoire aigu sévère – qui avait causé un nombre important de décès en Asie du Sud-est, mais aussi au Canada. Le port du masque était devenu une obligation dans certains pays asiatiques et cela leur avait permis une lutte efficace. Nous avions donc proposé la même mesure en France. La mise en œuvre avait été confiée à l'ÉPRUS, à son directeur et aux pharmaciens de cet établissement, chargés de gérer et de déployer les mesures sanitaires.

Il y a encore eu une évaluation en 2010 et puis ensuite, plus rien : l'ÉPRUS a disparu en mai 2016, intégré à Santé publique France, autre entité, mais dépourvue de la mission stratégique de prévention et de réponse aux urgences sanitaires.

Le système a failli s'effondrer

Cette pandémie a entraîné beaucoup d'arrêts maladie, d'où une chute des cotisations salariales et une chute des recettes. Autre conséquence des 18 premiers mois de la pandémie, la chute de la consommation a entraîné celle de la collecte de la TVA dans son sillage. On nous a dit que les Français avaient économisé parce que, particulièrement au cours du premier confinement, ils ne sont pas sortis au restaurant ni nulle part, d'ailleurs. Les commerces qui ont été fermés ont été exonérés et n'ont pas payé de cotisations. Tout cela a contribué à faire chuter les recettes publiques ainsi que les cotisations sociales, tandis que les dépenses s'envolaient : on s'est retrouvé avec 38,6 milliards d'euros de déficit de l'assurance maladie pour l'année 2020 et un déficit à nouveau proche des 40 milliards pour l'année 2021.

Depuis la Seconde Guerre mondiale, on n'avait jamais connu une situation, un drame, tel que celui survenu en 2020. Quand en 2015 la France a connu une vague de terrorisme, les victimes se sont comptées par centaines. Elles ont pu être prises en charge immédiatement. Le SAMU et les services d'urgence ont répondu et ont donné la preuve de leur efficacité. Mais au cours d'une pandémie, le nombre de victimes est bien plus important et se compte en milliers : c'est un afflux brutal, dans toutes les régions, et le système se retrouve en difficulté. On avait entre 5 000 et 6 000 lits de réanimation, mais ils n'ont pas été suffisants puisque, sur l'ensemble de l'Hexagone, 7 000 à 7 500 patients nécessitaient une réanimation : cela débordait d'un territoire à l'autre. On a donc pu constater à quoi pourrait ressembler l'explosion du système santé, notamment dans le Grand Est. L'inquiétude fut grande, car il a fallu effectuer des transferts entre hôpitaux vers les services de réanimation, une situation jamais vue auparavant et qui s'ajoutait au manque de matériel de protection, de médicaments, de curare, d'anesthésiques, de respirateurs, etc. Nous nous sommes donc retrouvés face à une situation inédite, inattendue, alors que les épisodes H1N1 et H5N1 nous avaient pourtant conduits à anticiper un plan d'urgence – le Plan Pandémie 2010 – qui pouvait permettre de répondre à ce type de situation. Le suivi n'a pas été assuré : en à peine dix ans, entre 2012 et 2019, il n'y a eu ni contrôle ni suivi de ce qui avait été proposé à l'époque. Si bien qu'on s'est retrouvé en 2020 dans la même situation qu'en 2010, matériel et médicaments en moins : ceux-ci ont fait cruellement défaut. C'est cela qui a entraîné l'effondrement momentané du système de santé dans les services de réanimation. En janvier 2020, nous nous sommes rendu compte que nous étions dépourvus : sur un système qui au départ nous semblait bon, on en a pris plein la figure. Sur le constat de ces faits, nous sommes à présent passés à l'après-crise. Il faut maintenant penser à rénover le système en fonction de cet épisode par lequel nous sommes passés et pour lequel la COVID-19 a agi en tant que révélateur.

Si on prend l'exemple du service de réanimation du centre hospitalier de ma ville, celui-ci comptait douze lits. Puis ce nombre a été porté à dix-huit lits durant cette période, avant de revenir à douze lits une fois la vague passée. Ce que nous avons fait dans l'urgence, il faut à présent le faire de façon pragmatique : il faut une unité opérationnelle de post-réanimation, comparable à l'actuelle « unité de soins continus » ou « unité de soins intensifs », de façon à diminuer le nombre de patients dans le service de réanimation et libérer des lits pour les nouveaux patients qui arrivent. Le transfert de lits doit se faire de façon coordonnée entre les soins d'urgence à l'entrée, la réanimation et les soins continus qui peuvent être pris sur des lits préalablement fermés : on redéploie les lits en fonction des besoins. Ce sas de réserve pourrait être rapidement opérationnel. Cela évitera peut-être d'en venir à la création d'un hôpital militaire de campagne comme on l'a vu à Mulhouse en avril 2020, une solution qui devrait être réservée aux catastrophes de type tremblement de terre ou bien explosion de site. Dans chaque hôpital, il devrait être possible de créer un service post-réanimation. On devrait pouvoir trouver les lits dans des services qui ont été fermés et pouvoir les remettre en action rapidement.

Cet effondrement momentané a eu lieu car un virus nous est tombé dessus. Cela met en évidence une dégradation de notre système de santé qui manque de financements d'investissement. Parce que les hôpitaux manquent d'autonomie, on en est arrivé à avoir un endettement supérieur à 30 milliards d'euros : ce n'est pas normal. Si les hôpitaux étaient plus autonomes, on parviendrait probablement à un équilibre budgétaire. C'est le défaut de ce système.

Cette pandémie a montré que le système comportait des failles et qu'il fallait raisonner autrement, et ce, dès à présent. Nombreux sont ceux qui le disent : il va maintenant falloir se mettre à l'ouvrage, car aujourd'hui, les soignants sont fatigués. Il y a beaucoup d'absentéisme intrahospitalier, du personnel en « burn out » : la situation est compliquée. Dans ma ville de Montargis, nous nous sommes retrouvés en panne au niveau des blocs opératoires, par manque de personnel. Nous ne pouvions pas intervenir, même quand c'était nécessaire. Cette situation est le résultat de la crise de 2020, un état de crise qui a perduré pendant toute l'année 2021. Derrière, il y a eu 2022 et, à ce train, on a vu se profiler 2023. Nous sommes confrontés au ras le bol des professionnels de santé. Bien sûr, il y a ceux qui sont toujours là, qui tiennent le coup, mais comment tenir, comment faire face à deux années de crise permanente ? Car ce qu'ils ont à affronter n'a rien à voir avec les pathologies chroniques. Le quotidien dans un service de réanimation n'est jamais drôle, quelles que soient les pathologies. D'habitude, les professionnels de santé ont plus de succès que d'échecs. Au cours de cette pandémie, c'est le contraire qui s'est passé, avec un effet délétère sur le moral des soignants. C'est aussi en cela que notre système est en danger et qu'il peut s'effondrer.

Partie III :

Reconstruire le système de santé

De nécessaires changements dans la formation des étudiants

Sur le plan des études de médecine, tout particulièrement au niveau de la première année, il faut en revenir à une formation totalement différente de celle d'aujourd'hui. Un médecin doit être formé pour soigner, pas pour apprendre les mathématiques. Il a besoin d'avoir des connaissances en épidémiologie, en infectiologie, mais aussi en économie de la santé, afin de connaître le coût de la santé, savoir quels sont les besoins dans telles ou telles spécialités, afin de mieux s'orienter.

Plutôt que d'engager des contraintes d'installation à l'issue des études comme on l'entend trop souvent, je pense que, dès la deuxième année, au moment où l'étudiant entre vraiment dans la faculté de médecine, il faudrait avoir un cours sur la situation de la démographie médicale, sur la cartographie des spécialités sur l'ensemble du territoire, mais aussi sur la population, afin de prendre connaissance des résultats statistiques émanant à la fois de la Direction de la Santé, mais aussi des différents Conseils d'Ordres (des médecins, des pharmaciens et des dentistes). Ce cours de politique générale de la médecine permettrait aux étudiants de voir où il y a des déficits en médecins ou en spécialités afin de prendre conscience que, une fois leurs études achevées, ils ne pourront pas s'installer n'importe où. Il ne s'agit pas d'entraves à la liberté d'installation, il s'agit plutôt de leur donner la capacité d'une réflexion stratégique au cours de leur cursus qui dure tout de même entre six ans (pour les premières études) et onze ans (car il faut compter en plus quatre à cinq ans d'internat). Au terme de ce cursus, il faut que l'étudiant ait une idée de ce qu'il pourra faire et qu'il sache quelles zones géographiques seront prioritaires par rapport à telles autres. Je pense que cette réflexion peut se construire au fil des années d'études. Il ne faut pas que les étudiants attendent dix ans pour y réfléchir, mais c'est aussi aux autorités universitaires et ministérielles de mener cette réflexion politique année après année. Cela peut faire partie des propositions à formuler à l'avenir, car je pense que cela devient une nécessité. Cela fait partie des pistes de réflexion sur la formation de nos médecins.

Il faut réfléchir au moyen de retrouver un nombre suffisamment important de médecins, mais il faut aussi que leur formation aille en direction de ce que souhaite la population, de ses besoins, et aussi en fonction de la réalité du XXIe siècle. La médecine du XXIe siècle n'est plus celle du XXe siècle et encore moins celle de mon grand-père, qui était médecin de campagne au tournant des XIXe et XXe siècles. Le médecin du XXIe siècle doit être beaucoup mieux armé face à certains points précis. Par exemple, les jeunes médecins sortant actuellement de l'université ne connaissent pas du tout ce que représentent les budgets et les finances de la santé en France. Ils n'en connaissent pas les coûts. Il faut qu'ils sachent aussi qu'ils peuvent être confrontés à des drames. Ce n'est pas de la médecine de guerre, c'est de la médecine d'urgence. Elle recouvre les domaines de l'épidémiologie, du terrorisme, mais aussi, éventuellement, celui de la guerre. Dans le cours de leurs études, il faut que les étudiants en médecine puissent avoir des informations sur tous ces domaines, pour que demain, dans le cas d'une catastrophe, ils soient tout de suite efficients.

Au cours de mes études, j'ai effectué quelques stages dans des territoires éloignés du Berry ou de la Sologne. On appelait cela des remplacements. C'est ainsi que l'on commence à apprendre, à réfléchir et à voir quelle est sa propre ambition. Il faut déclencher le feu de la passion chez les jeunes médecins. Il ne faut pas que cela reste au stade du feu follet. Il faut que ce soit un feu sacré dont la flamme éclaire la personnalité depuis l'intérieur. Il faut qu'entre la première et la dixième année d'études, les étudiants en médecine puissent prendre connaissance des réalités des territoires. Pour le moment, il y a un grand oubli de ce côté-là : les futurs médecins vivent en vase clos, entre la faculté et le CHU. Dans les hôpitaux, les chefs de service prennent appui sur les étudiants pour faire le travail de secrétariat, remplir les dossiers et les ordonnances, demander des examens : les internes sont « les petites mains » des services hospitaliers. Or il faut que ces internes sortent de l'hôpital et qu'ils aillent sur le terrain. C'est ce que faisaient les générations précédentes de médecins. Pendant leur temps d'études, ils avaient des périodes pendant lesquelles ils allaient découvrir le terrain. Le changement serait radical par rapport à ce qui se pratique actuellement dans le monde médical.

Il faut absolument que l'on soutienne l'exercice médical ambulatoire sous sa forme libérale, mais il faut le repenser, avec des campagnes d'information, comme on vient de le voir, dès le début des études, quand les esprits sont les plus réceptifs. Il faut aussi faire venir en stages les étudiants en médecine, comme pour des travaux pratiques, sous forme de compagnonnage, comme le font les apprentis dans les CFA, avec le tutorat de médecins déjà installés qui prennent en charge ces jeunes internes en qualité de maîtres de stage. Il faut aller dans cette direction. Les instances, notamment le Conseil de l'Ordre, les syndicats médicaux et les syndicats étudiants, doivent aller au-devant de leurs adhérents pour faire valoir ce combat pour la médecine ambulatoire libérale – car c'est un véritable combat – afin de réhabiliter la médecine générale et réinvestir nos territoires qui sont dans le manque et dans l'attente. Ce n'est ni par la force ni par la contrainte qu'on y arrivera.

L'industrie pharmaceutique est une autre porte de sortie pour les médecins. Ce secteur est très demandeur. En choisissant cette voie, non seulement les médecins y trouvent grande satisfaction, mais en plus, ils vont s'installer dans des centres urbains. La contrainte qui pourrait être utilisée afin de redensifier les zones en manque de médecins n'est donc pas une bonne idée.

Sur le plan des études, il existe par ailleurs une aide intéressante qui malheureusement n'a pas connu le succès qu'elle aurait dû avoir. Il s'agit du Contrat d'engagement de service public (le CESP). Ce contrat peut être signé entre un étudiant et l'État, par l'intermédiaire du Département et de l'ARS. Il s'adresse à tous les étudiants de France qui vont s'inscrire en deuxième année de médecine. Ces étudiants sont à un âge où ils sont réceptifs. Or, quand les étudiants sont issus de catégories sociales modestes, le budget logement et transports peut constituer un frein. Il existe une trentaine de facultés de médecine en France. Ma ville de Montargis est du ressort de la faculté de Tours, éloignée de 200 kilomètres. On a aussi Angers, Clermont-Ferrand, Dijon et bien sûr Paris. Le logement n'est pas toujours facile à trouver et il est cher. On peut s'inscrire dans des villes où le logement est moins cher, mais qui se trouvent plus éloignées : le budget transport s'en trouve impacté. Or, les étudiants sont à un âge où ils ont encore besoin de faire des allers-retours vers leurs familles et vers le territoire où ils sont nés, où ils ont grandi, où ils ont leurs amis. Le CESP consiste en une bourse d'environ 1 200 € par mois, qui permet à l'étudiant de se loger et de faire face à ces frais de transport. Pour ses frais de repas, quel que soit l'endroit où il se trouve, cette dépense reste à prévoir. Les étudiants issus de classes sociales modestes devraient signer ce CESP, qui leur assure un revenu minimum. Mais il faut un retour à l'envoyeur : à la fin de la période d'études, il faut que l'étudiant revienne travailler pendant quelques années, sur le territoire de la collectivité qui lui a permis de faire face à ses dépenses pendant le temps où il était étudiant. C'est un retour d'ascenseur vers la collectivité qui l'a aidé, pour une période de trois à cinq ans, mais pas plus, afin de ne pas être coercitif. La collectivité paie cinq à six ans d'études, le jeune médecin rend trois à cinq ans d'exercice sur le territoire. Le Département et la Région ciblent ses zones difficiles et l'annoncent dès le début des études, dès la signature du CESP. Je suis sûr que si c'était bien fait, si l'information était donnée dès le lycée, en amont, on aurait davantage de contrats signés. Car aujourd'hui en France, 60 000 étudiants s'engagent en 1re année, pour 10 000 reçus. Au moment de leurs forums, les lycées doivent porter à la connaissance des futurs étudiants en médecine l'existence de cette aide, car elle existe depuis longtemps, mais elle reste trop méconnue.

Au sujet des facultés européennes où se dirigent bon nombre de nos aspirants médecins recalés en raison du *numerus clausus*, j'ai été surpris de voir à quel point les résultats sont bons. À titre personnel, je n'ai pas eu de contact avec des étudiants de retour en France avec un diplôme de médecine obtenu en Roumanie, car le phénomène est relativement récent. Par contre, j'ai vu des étudiants français faire leurs études en Belgique et revenir diplômés, que ce soit en médecine, mais aussi en pharmacie et en dentisterie. Citons aussi le Portugal, qui forme des dentistes. Mais je suis étonné : pourquoi a-t-on laissé partir tous ces étudiants ? Car ces études hors Hexagone ont un coût, et en l'occurrence, il est élevé. En France, on dit que les études sont « gratuites », ou plutôt quasi gratuites. En échange, les étudiants donnent leur temps pour des heures de stage, notamment à l'hôpital : ils sont peu rémunérés. Par contre, les étudiants qui partent étudier en Belgique, en Roumanie ou au Portugal, paient des frais de scolarité assez élevés. Il faut donc trouver des solutions pour éviter cette fuite de compétences. Je pense que nous sommes limités par le nombre de places dans les salles d'étude et les amphithéâtres des facultés. Les hôpitaux aussi ne peuvent accueillir qu'un nombre limité de stagiaires et d'internes dans leurs services : on ne peut pas avoir pléthore de stagiaires, car il faut les encadrer. Peut-être faudrait-il revenir à ce qui se faisait à une époque : dans les hôpitaux dits « secondaire », il faut des internes – des étudiants – qui restent en stage pendant plusieurs mois, voire plusieurs années, afin d'apprendre la médecine dans ces hôpitaux secondaires. À l'hôpital de Montargis, nous avons eu ce que l'on appelait des « faisant fonction d'internes ». Ils y passaient trois ans. J'ai eu ainsi un nombre important d'étudiants pendant trois ans dans mon service. Ils étaient plusieurs, ils habitaient dans les environs et prenaient des gardes à l'hôpital. Leurs cours se tenaient une fois par semaine à la Faculté. Cette génération d'étudiants a appris la médecine dans des hôpitaux secondaires. Aujourd'hui, ils n'apprennent que dans les CHU. Il faudrait donc que l'on revienne à cette formule et que les étudiants puissent se former dans les hôpitaux régionaux tels que Montargis, Gien, Pithiviers en ce qui concerne mon département : à lui seul, ce bassin de population compte trois hôpitaux. Les services peuvent avoir à disposition deux ou trois internes de façon régulière, pendant un à trois ans. En fait, les stages durent six mois et les étudiants changent de services. Cette formule permettrait de multiplier les lieux de stages et, par voie de conséquence, le nombre d'étudiants ainsi que leur éventail d'expériences. On pourrait ainsi passer de 10 000 à 20 000 étudiants chaque année. On pourrait aussi s'appuyer sur les maisons de santé pluridisciplinaire (MSP) et créer des maisons de santé universitaires, des MSP universitaires. Cela signifierait que la Maison de santé existe par la présence d'un médecin, qu'il soit généraliste ou spécialiste. Il faut que, en tant que maîtres de stage, les médecins aient la possibilité de recevoir des internes en stage pendant plusieurs mois : ce parcours devient alors universitaire, car il y a formation. Au lieu d'être à l'hôpital, les étudiants apprennent leur métier dans les maisons de santé, dans le milieu ambulatoire et en province, dans une maison de santé pluridisciplinaire universitaire : cela équivaut à une formation. Cela permet aussi de découvrir le terrain. De même pour les hôpitaux de proximité. Je constate que la grande majorité des médecins actuellement installés dans ma ville de Montargis et sur l'agglomération ont eu auparavant le statut de « faisant fonction d'internes » pendant trois ans à l'hôpital de Montargis : ils sont restés. Nous préparions les thèses ici, à Montargis, et ils allaient faire leur soutenance à la Faculté de Paris, ou bien à Tours. Cela n'existe plus depuis la création des épreuves classantes nationales d'internes (les ECN) au cours desquelles les étudiants partout en France passent tous la même épreuve. À la suite de cet examen, à partir d'un classement, les internes doivent aller dans telle faculté et dans tel hôpital (bien entendu, un CHU). Il faut décentraliser, territorialiser le mode de formation universitaire pour en venir à une forme de compagnonnage, de tutorat, où les étudiants en cours de formation sont aux côtés de médecins installés depuis quelques années : ils apprennent leur métier « sur le tas ». On ne fera pas de tous ces jeunes médecins des professeurs. Ça, c'est de l'ordre du rêve. Sur 10 000 étudiants, seulement quelques centaines deviendront professeurs, les autres seront des praticiens. Or, être médecin praticien, cela s'apprend sur le terrain.

Compte tenu du déficit actuel de médecins en France, toutes les propositions qui peuvent entraîner un changement sont bonnes à prendre. À ce sujet, la mairie d'Orléans s'est lancée dans un projet qui a suscité des réactions bien au-delà du département. La ville d'Orléans s'est mise en relation avec la faculté de médecine de Zagreb, en Croatie. Cette université est bien notée dans les classements et propose de former des médecins de tous les pays, notamment nos étudiants qui ont échoué aux épreuves nationales classantes. Dans le cas qui nous intéresse, cette université a signé un protocole d'accord avec la ville d'Orléans afin d'ouvrir une antenne sur place et accueillir une cinquantaine d'étudiants. À part pour le concours d'entrée, ils n'ont pas besoin d'aller jusqu'à Zagreb : les cours se font par visioconférence, avec un enseignement bilingue essentiellement en anglais, sur un principe qui se rapproche de celui du programme Erasmus. Une partie des cours est également assurée par des médecins du Centre hospitalier d'Orléans (un centre hospitalier régional, devenu tout récemment CHU) et d'autres hôpitaux du Loiret. Ces étudiants feront leurs stages à l'hôpital d'Orléans, mais aussi dans nos hôpitaux de Gien, Montargis et Pithiviers. Cette formation porte sur les premières années de médecine. Certains contestent ce diplôme au motif qu'il est préparé avec une faculté étrangère. Or il faut garder à l'esprit que les diplômes sont à présent européens : les diplômes obtenus à la faculté de médecine de Zagreb sont reconnus en France depuis 2013, date de l'entrée de la Croatie dans l'Union européenne. Les étudiants peuvent donc revenir dans le circuit de l'Université française et passer les épreuves classantes nationales, pour ensuite s'installer. Les frais d'inscription pour cette formation sont comparables à ceux que les étudiants paient quand ils s'inscrivent à l'université de Cluj, en Roumanie, mais dans le cadre du protocole d'accord avec la municipalité d'Orléans, les élèves peuvent bénéficier d'une bourse d'études, avec pour corollaire une obligation : à l'issue de son cursus, le jeune diplômé doit s'engager à s'installer pendant au moins cinq ans dans le département.

Pourquoi la Ville d'Orléans s'est-elle lancée dans ce projet ? Le nombre de places dans les facultés est limité. C'est le cas à Tours qui, jusque tout récemment, était la seule université de médecine de la région Centre-Val de Loire, région où la densité médicale reste désespérément faible. Mais dans le même temps, on a un besoin considérable de médecins : il faut donc explorer toutes les pistes visant à combler le déficit entre l'offre et la demande. Ce type d'expérience peut, peut-être, conduire à la formation d'une cinquantaine d'étudiants sur le département, puisque nous sommes dans la Communauté européenne. Bien sûr, ce projet suscite des critiques : certaines personnes estiment qu'il s'agit d'études au rabais. Je pense que cette critique n'est pas méritée. Il faut tenter cette expérience et voir ce qu'elle va donner. Si elle fonctionne, ce sera une grande ouverture pour l'avenir et cela permettra d'augmenter le nombre d'étudiants chaque année. Il ne faut pas passer à côté de cette chance. Il faut chercher tous les moyens pour augmenter le nombre d'étudiants en médecine sur notre territoire.

En parallèle de cette expérience de la mairie d'Orléans, il faut noter le démarrage de l'université de médecine d'Orléans qui va permettre d'augmenter le nombre d'étudiants en médecine pour la région. En 2019, j'avais déposé un amendement dans le cadre de la loi santé, avec pour objectif d'obtenir la transformation de l'hôpital régional d'Orléans en CHU, document cosigné par une cinquantaine de parlementaires, mais rejeté par Mme Buzyn et par sa majorité. Je n'avais eu de cesse de seriner Jean Castex, alors Premier ministre, avec cet amendement. Il se trouve que je connais bien Jean Castex, car il a été le directeur général de la Santé quand Xavier Bertrand était ministre de la Santé. Je suis heureux que, avant de quitter ses fonctions de Premier ministre en mai 2022, il ait repensé à cet amendement et que l'hôpital d'Orléans soit enfin devenu un CHU.

Développement de la prévention

À l'avenir, la prévention sera un volet très important de la santé. Si on veut essayer de maîtriser le volume des dépenses face aux maladies chroniques et aux maladies liées à l'âge, il est nécessaire de développer cette prévention. En France, les dépenses liées à la prévention ne dépassent pas 2 à 3 % des 200 milliards d'euros du budget de l'assurance maladie. Dans les pays scandinaves, adeptes de la prévention, cette proportion atteint les 10 %. Ce sont donc des sommes à investir pour, en fin de compte, aboutir à une économie. Par exemple, si on savait dès le plus jeune âge qu'une personne est susceptible de développer un diabète, on mettrait tout en œuvre pour éviter qu'elle ne devienne diabétique, ce qui éviterait les maladies corollaires au diabète. Pareil pour l'hypertension artérielle. Il en va de même pour la consommation de tabac, de drogues, d'alcool. Aujourd'hui, on parle de dépénaliser le cannabis dans son usage dit « récréatif » : je ne comprends même pas que l'on puisse y songer quand on sait que le cannabis est source de schizophrénie chez les jeunes adultes, qu'il ouvre la voie à une consommation toujours plus poussée, et peut conduire à la consommation d'autres drogues plus dures. On sait aussi que cela peut conduire à des drames et à des faits divers. Le cas de l'assassin de Sarah Halimi, grand consommateur de cannabis qui avait défenestré sa voisine en avril 2017, en est une illustration. Attention, je ne parle pas du cannabis thérapeutique, qui ne relève pas du même sujet.

En matière de prévention, la France a pris beaucoup de retard. En l'occurrence, on n'a encore rien fait de vraiment sérieux de ce point de vue, que ce soit au niveau de la médecine scolaire, de celle du travail, etc. Je pense qu'il faut un contrat de prévention dès le plus jeune âge, avec tous les trois ans un examen pris en charge par la Sécurité sociale et les mutuelles. Pour autant, il ne faut pas se bercer d'illusions : on n'empêchera pas certains patients de dériver. Néanmoins, cela permettra à chacun d'être renseigné, informé et évalué (par une prise de sang ou un examen radiologique). Chacun pourra alors prendre ses responsabilités dans le domaine de sa santé. La question de la prévention doit donc être mise sur la table de façon à réduire le nombre de patients souffrant de pathologies graves. D'ailleurs, on commence à se poser la question suivante : la Sécurité sociale doit-elle être une assurance de soins ou bien une assurance de santé ? Aujourd'hui, c'est une assurance de soins. Il est possible que l'on évolue vers une assurance de santé. On pourrait alors en venir à établir un bilan de santé à intervalles réguliers.

J'irai plus loin : les pathologies ne sont pas les mêmes d'une région à l'autre ; les dépenses ne doivent donc pas être les mêmes. On ne peut pas étiqueter en permanence pour l'ensemble de l'Hexagone le même niveau de financement, de dépenses de santé et d'orientations. Par exemple, dans les Hauts-de-France, vous avez davantage de pathologies hépatiques liées aux problèmes de consommation d'alcool et de bière. Il y a aussi davantage de problèmes pulmonaires, de bronchites, en raison du passé minier. Dans le sud de la France, ces pathologies sont moins fréquentes : les personnes sont dans l'ensemble plus âgées, mais elles ont davantage de problèmes dermatologiques liés à l'exposition au soleil. En Bretagne, l'iode va entraîner davantage de problèmes de thyroïde. Il y a donc des différences de morbidités d'une région à l'autre. À présent, si on change notre stratégie et que l'on passe du curatif au préventif, il vaut mieux cibler la prévention en fonction des régions : les dépenses ne doivent plus être les mêmes partout, comme c'est le cas actuellement.

Depuis sa mise en place, la Sécurité sociale est une médecine de soins vers laquelle on se tourne quand survient un problème. On peut donc envisager d'évoluer vers une médecine préventive, prédictive, mais aussi vers une médecine territorialisée.

Revalorisation de la médecine générale

La médecine générale est le plus bel aspect, le plus bel exercice en médecine. Elle a été dépréciée par les professeurs de la faculté et les ministres qui se sont succédé. Je conteste leur point de vue à ce sujet. Le médecin généraliste s'est retrouvé dernier de la classe. C'est faux. Au contraire, il faut redonner de la valeur, ses lettres de noblesse à la médecine générale, car c'est ce que l'on fait de mieux en médecine.

Dans l'histoire de la médecine, nos prédécesseurs étaient des généralistes. On a créé des spécialités dans lesquelles tout le monde s'engouffre actuellement (et depuis longtemps), dans l'espoir de trouver une sorte de Graal sur le plan de la sécurité et de la qualité de l'emploi, sur le plan financier et aussi en vue d'une certaine tranquillité : le quotidien d'un spécialiste n'a rien à voir avec celui d'un généraliste qui saute d'une pathologie à l'autre au fil de ses rendez-vous. Ce mouvement s'est dessiné au détriment de la médecine générale qui a été, par conséquent, dévaluée. Il faut redonner au généraliste la valeur qu'il avait autrefois, car c'est lui qui tient les rênes du corps humain. Il faut penser au patient : il a besoin de réponses, de compétences, de traitements ; il a besoin d'être pris en charge. Or la meilleure prise en charge vient du généraliste. Tous les spécialistes, quels qu'ils soient, y compris en cardiologie, représentent une prise en charge certes qualitative, mais également sélective. Le généraliste devrait être considéré comme un omnipraticien. Le XIXe siècle et la première moitié du XXe siècle ont été un âge d'or pour les médecins généralistes, mais ces dernières années, ils sont devenus les parents pauvres de la médecine. Redonnons-leur leurs lettres de noblesse ! C'est le sens du message que je veux porter. La médecine générale est dans mon ADN, même si je me suis spécialisé en cardiologie. Mon grand-père et mon père étaient des médecins généralistes, avec des spécialités qu'ils exerçaient dans le cadre de la médecine générale. En ce qui me concerne, au cours de mes études, j'avais choisi une compétence en médecine générale en plus de la cardiologie, car je ne voulais pas être uniquement cardiologue. Et j'ai exercé la médecine générale pendant tout le temps de mes études ainsi que pendant les remplacements que j'ai pu effectuer jusqu'à ce que je sois reçu à mon examen final en cardiologie. J'ai fait ces remplacements à la campagne, tout au long de mes études, et cela m'a beaucoup apporté.

Les lois de santé se succèdent depuis des années. En vingt ans d'exercice parlementaire, je ne compte plus le nombre de lois de santé que j'ai vu discuter dans les commissions et dans les débats. J'ai l'impression qu'il y a eu des lois de santé tous les deux ou trois ans : régulièrement, on revient sur ce sujet. Mais plus on adopte de lois de santé, plus on a d'échecs. Personne n'a trouvé la bonne solution. Or on ne peut pas chercher cette solution sans y associer les médecins. On ne pourra pas avoir de nouveaux généralistes sans avoir débattu avec les étudiants, le monde infirmier et les pharmaciens de ce qu'est la médecine générale, de son intérêt et des moyens de la conforter.

Il y a peut-être une trouée dans les nuages, un signe d'espoir à l'horizon, car lors des congrès de jeunes médecins, lors des rencontres syndicales entre jeunes étudiants en médecine, on peut constater qu'une large majorité d'entre eux restent favorables à la médecine libérale et à la médecine ambulatoire. C'est peut-être un peu de ciel bleu, une embellie, mais il faut passer à l'acte. Il faut savoir comment s'y prendre pour leur dire qu'on les a entendus, que l'on va les écouter et que l'on va répondre à leurs questions. Cependant, il faut commencer par leur expliquer ce qu'est la médecine générale, ce qu'est la médecine dans les territoires ruraux parfois éloignés et dans quelles conditions chacun va devoir répondre présent.

Les aides à l'installation sont-elles pour autant nécessaires ? Pas obligatoirement. Souvent, on me dit « Il faut qu'on aide financièrement les médecins à s'installer ». Ma réponse est la suivante : si un médecin, quelle que soit sa spécialité, appose sa plaque, il a des patients dès le lendemain. Je ne suis pas sûr que, dans ce cas de figure, une aide financière soit d'une parfaite utilité. Par contre, on peut soutenir les médecins afin de les encourager à aller dans des régions ou des territoires où ils n'ont pas l'habitude d'aller, des territoires qu'ils ne connaissent pas ; on peut les aider sur le plan du logement, du transport à leurs débuts, et sur le plan de la connaissance du territoire ; on peut aussi leur proposer des stages de quelques jours à un mois dans ces territoires.

Renforcement de l'ensemble du système ambulatoire

Il faut absolument que l'on soutienne l'exercice médical ambulatoire sous sa forme libérale, mais il faut aussi penser aux infirmiers et aux infirmières. Ils sont un peu plus de 100 000 en France à exercer à titre libéral et environ 600 000 à exercer dans le service public, c'est à dire dans les hôpitaux et les EHPAD, notamment. Les infirmières libérales exercent à la fois dans leur cabinet et au domicile. Elles vont au-devant des gens, dans les territoires reculés pour faire les pansements, les injections, les prélèvements, pour des rémunérations très faibles, trois fois moindres qu'en Allemagne, par exemple. Leur consultation est actuellement à 7 € et certains de leurs actes à 4,50 €. C'est quelque chose de fou. Le diplôme s'obtient au bout de trois années d'études. Les ISFI – Instituts de formation aux soins infirmiers – sont des écoles régionales. Ces établissements étant territorialisés, les élèves restent souvent à travailler dans les alentours à l'issue de ces trois années. Une récente convention veut qu'une infirmière s'installe là où une autre est partie : il y a équilibre. Une infirmière peut venir en remplacer une autre qui part en retraite ou qui déménage, par contre une nouvelle venue ne peut pas s'installer en surplus. Cette contrainte est dans leur système conventionnel. Il y a des esprits pour penser qu'il faudrait appliquer le même principe pour les médecins. Je pense que non, car il y a un fossé entre une formation de trois ou quatre années et les dix à douze ans de formation requise pour devenir médecin. L'activité n'est pas la même non plus. Il est donc impossible de comparer leur situation avec celle du monde infirmier pour brandir l'argument de la contrainte envers les médecins, comme certains voudraient le faire.

Pour en revenir au monde infirmier, il est impératif de les soutenir. Ils sont demandeurs d’une année supplémentaire d'études. Il faut en venir à un système LMD : Licence, Master, Doctorat. Le corps infirmier demande à évoluer dans son statut, à aller vers une possibilité d'allongement des études, ce qui permettrait par la même occasion d'augmenter leurs revenus de façon importante. La création du corps des IPA (Infirmiers en pratique avancée) va dans ce sens.

Ces infirmières et infirmiers viennent en soutien des médecins généralistes, travaillent dans une équipe coordonnée par un médecin, en complémentarité, pour le plus grand bien des patients.

À tous et toutes, je leur dis bravo, car d'une part infirmières et infirmiers ont répondu présents au moment de la COVID-19, mais de plus, ils se rendent au domicile des personnes qui en ont besoin, ce qui est formidable. C'est un beau métier.

Développement de la télémédecine

En tant que député élu dans la 4e circonscription du Loiret, zone rurale impactée depuis longtemps par la désertification médicale, j'ai travaillé sur le développement des technologies numériques, la télémédecine et la téléconsultation. La proportion de personnes habitant des déserts médicaux est en forte augmentation. Il y a une dizaine d'années, j'ai lancé ce sujet à l'Assemblée nationale. La téléexpertise des dossiers médicaux existait déjà, de même que la téléconsultation – quand on s'adresse à un patient par voie numérique – ainsi que la télésurveillance, quand on surveille un patient à domicile ou dans une chambre par l'intermédiaire des technologies numériques. J'ai donc proposé la téléconsultation dans les territoires ruraux. La mise en place a commencé voici quelques années et, à ce jour, je suis parvenu à obtenir que, sur le Montargois, une dizaine de communes soient équipées de cabinets de téléconsultation. Actuellement, nous en sommes à plusieurs milliers de consultations dans ces communes. L'enjeu est important. Nous sommes à présent capables de procéder à des consultations dans l'espace : voyez l'exemple de Thomas Pesquet dans la Station spatiale internationale. De même pour la télémédecine en haute mer. Prenez l'exemple des navigateurs du Vendée Globe : ils sont suivis par des médecins capables de leur prescrire des traitements et d'établir des diagnostics. La télémédecine est depuis longtemps une réalité dans les pays nordiques où la densité est faible et l'habitat dispersé : je pense au Labrador, au Canada, au nord de la Suède et à la Finlande. Tous ces pays étaient équipés pendant que nous tardions. À présent que la télémédecine s'est déployée et répandue, chacun s'accorde à dire que c'est formidable. Nous arrivons un peu tard, nous aurions pu commencer il y a des années. Néanmoins, aujourd'hui, les téléconsultations sont réalisées et prises en charge. Dans des zones où il n'y a plus de médecins, on a compris l'utilité de ces cabinets médicaux numérisés dans lesquels, comme sur un bateau ou dans l'espace, on est mis en relation avec un médecin qui se trouve à distance, tandis qu'une infirmière – c'est la grande spécificité de ces cabinets de téléconsultation – est sur place pour effectuer les prises de sang, mesurer le diabète, prendre la tension, ou faire un examen ORL. Ces cabinets sont mis en place par les maires des communes rurales concernées.

Repenser le financement du système de santé

Aujourd'hui, les dépenses de santé sont plus élevées que le budget de l'État. Les dépenses nettes de Sécurité sociale représentent 420,7 milliards d'euros pour le régime général et le fonds de solidarité vieillesse, alors que le montant en dépenses nettes du budget général de l'État s'élève à 605 milliards d'euros. La dépense courante de santé (DCS) correspondant à la consommation finale effective des services sanitaires et de biens médicaux, sans les dépenses d'investissement et les revenus de remplacement, s'est élevée à 12,4 % du PIB en 2020, 470 milliards d'euros de prestations sont versés chaque année à la Sécurité sociale, soit 25 % de la richesse nationale. Les dépenses des régimes de base de Sécurité sociale et du Fonds de solidarité vieillesse s'élèvent en 2022 à 570,6 milliards d'euros, alors que le budget de l'État est à 311 milliards d'euros. Le PIB représente la richesse produite dans un pays. En 2020, en raison de la crise sanitaire, le PIB a accusé une chute de 8 %. Il est donc important de réfléchir au financement du système de santé, car quand le PIB se réduit, quand les richesses diminuent, quand le chômage prend le pas sur l'emploi, alors les cotisations diminuent aussi et pourtant, il faut tout de même continuer à soigner et à investir dans la santé. Il faut maintenir une courbe croissante. Or il arrive un moment où les deux courbes se croisent et il faut trouver des solutions pour éviter la catastrophe. Nicolas Sarkozy l'avait fait en 2009 : il n'a réduit ni les prestations retraite ni les prestations sociales, alors que le PIB avait chuté lourdement à la suite de la crise bancaire dite « des subprimes ». On se souvient, en Angleterre notamment, mais aussi dans d'autres pays, des longues files d'attente devant les banques : les gens voulaient sortir leur argent, car leurs pensions avaient chuté. À l'époque, le président de la République française n'avait pas voulu toucher aux pensions, mais ça, on l'a oublié.

Durant la crise liée à la COVID-19, le mot d'ordre a été « quoi qu'il en coûte ». Il y a eu des dépenses de soutien des salaires, une bonne partie des cotisations sociales a été reportée, de même pour les impôts. Les salariés qui ne pouvaient plus travailler recevaient une indemnisation, quelles que soient les professions. Il y a donc eu un soutien massif de l'économie. Dans le même temps, il a fallu mobiliser les lits de réanimation, faire face aux problèmes de médicaments, de pénurie de masques et de tests, il a fallu mettre en route la fabrication de vaccins qui, à eux seuls, ont représenté une dépense de trois milliards d'euros. Tout cela a entraîné un déficit de la Sécurité sociale de 38,8 milliards d'euros pour l'année 2020. Pour l'année 2021, il a été de 34,8 milliards d'euros selon la commission des comptes de la Sécurité sociale, soit près de 74 milliards d'euros pour ces deux années. En 2022, il était encore de 19,6 milliards d'euros. La Cour des comptes a contesté la forte réduction du déficit avancée par le gouvernement du fait des nombreuses erreurs dans les remboursements de frais de santé. En 2019, on avait déjà été obligé de rallonger la dette sociale, c'est-à-dire augmenter les impôts ainsi que le pourcentage de la CSG (contribution sociale généralisée). La CRDS (contribution pour le remboursement de la dette sociale) visant à financer le remboursement du capital et les intérêts de la dette de la CADES – Caisse d'amortissement de la dette sociale – est prolongée jusqu'en 2033, alors que ce financement devait, à l'origine, être temporaire. Il ne faut pas se leurrer, il va encore falloir rallonger ce délai jusqu'en 2050 ou 2060. En fait, on transmet cette dette à nos enfants et à nos petits-enfants. Certains évoquent une « dette COVID ». Il faut la chiffrer. La vie continue, mais on cantonne cette dette COVID, qu'il faudra néanmoins rembourser. Pourquoi ne pas réfléchir à un emprunt national comme cela avait été le cas après la Deuxième Guerre mondiale ? On lancerait un grand emprunt national pour lequel les gens achèteraient des titres et seraient remboursés au bout d'un certain nombre d'années. On se souvient qu'il y a eu un emprunt sécheresse, en 1976. Il y a eu ainsi d'autres emprunts lors de certains drames. Je pense aux personnes qui auraient eu, pendant les confinements, la possibilité d'économiser davantage que les autres années. Le total des dépôts du livret A et autres livrets d'épargne dans les banques s'élevait à plus de 343 milliards fin 2021, car au cours des confinements, les gens ont moins consommé : ils ont moins dépensé. Ils se sont simplement mis à l'abri. Ces personnes qui ont pu thésauriser seraient peut-être susceptibles de se lancer dans ce grand emprunt national.

Cet emprunt permettrait de réduire la dette liée à la COVID -19 et, pour le reste, on serait dans l'équilibre des budgets de l'État, constitué des recettes et dépenses relevant du domaine régalien, c'est-à-dire la défense, l'Éducation nationale, la justice, la sécurité. Ces postes sont sous l'entière responsabilité de l'État. La justice doit représenter dans les 2 ou 3 %, l'Éducation nationale a un budget beaucoup plus élevé, de même pour l'armée. En séparant la dette liée à la COVID-19 du budget de l'État, cela permettrait de continuer sans heurts sur le plan de la politique nationale : on continue à vivre normalement, car on a mis de côté cette dette qui peut être compensée par un emprunt national. De cette manière, il n'y a pas besoin de créer un nouvel impôt, ni d'augmenter les cotisations, pas besoin de réduire les cotisations sociales : on s'occupe de la dette, comme on le ferait au sein d'une famille. À la différence près que, dans une famille, il serait impossible de passer outre une dette : il faut la compter dans le budget quotidien. Sauf à contracter un emprunt, mais cet emprunt devra être remboursé, ce qui réduit le pouvoir d'achat. Le remboursement de l'emprunt dans une famille fait partie des dépenses mensuelles. Alors que, dans le cadre d'un emprunt national, on est dans une forme de capitalisation de la part de celles et ceux qui le souhaitent et qui en ont les moyens, soit dans les catégories sociales les plus favorisées, soit parmi les personnes qui ont pu thésauriser et qui escomptent des intérêts de leurs économies. Ce grand emprunt national donnerait lieu à des intérêts, transmissibles aux enfants si cet emprunt court sur quinze ou vingt ans. C'est une piste à explorer pour régler cette dette liée à la COVID-19.

Mais le problème financier de notre système de santé ne se résume pas à cette crise sanitaire. Est-ce que l'on doit continuer sur le même mode pour le budget de la santé ? Est-ce que l'on continue à le financer par les cotisations sociales – payées par les salariés et par les employeurs – ainsi que par les taxes ? Tout le monde paie de la CSG, y compris sur les pensions, les revenus bancaires et les revenus immobiliers. Quant à la CRDS, elle a été créée pour rembourser une dette qui date des années 2000. Elle devait s'éteindre en 2024, mais la loi organique du 7 août 2020 l'a prolongée jusqu'en 2033. Elle représente 0,5 % de nos revenus. Certains veulent la faire passer à 1 % de nos revenus. Chaque tranche de 1 % représente pour ainsi dire dix milliards d'euros de plus par an, car tous les Français s'acquittent, d'une façon ou d'une autre, de la CRDS, sur tous leurs revenus, y compris les prestations sociales. Or les cotisations sociales, payées par les salariés et leurs employeurs, augmentent le coût du travail. En matière de coût horaire, le travail en France est dans une moyenne haute par rapport à beaucoup de pays.

Aujourd'hui, le projet de loi de financement de la Sécurité sociale est préparé par la Direction de la Sécurité sociale et le ministère de la Santé, en liaison avec la commission des comptes de la Sécurité sociale. Son élaboration – jusqu'à son dépôt au Parlement – s'étend sur une période allant de mi-avril à mi-octobre. Il est présenté sous l'autorité du Premier ministre, par les ministres de l'Économie, celui de la Santé et celui des comptes publics. Ce budget est voté chaque année par le Parlement. Il évolue en fonction d'une croissance annuelle appelée ONDAM (Objectif national des dépenses d'assurance maladie). Cet ONDAM est évalué année après année : on est passé de 1,5 % à 2 % puis 3 %, mais on sait aujourd'hui, compte tenu des crises successives, qu'il ne peut qu'être supérieur à 3 ou 4 %, ce que réclament tous les professionnels de santé. Or tout dépassement de l'ONDAM est à l'origine d'un déficit qui peut représenter des sommes considérables.

Au-delà de ce fait, il y a également les « Missions d'intérêt général et d'aide à la contractualisation » (abrégées en MIGAC). Les MIG représentent les services d'urgences, ceux d'aide à la précarité, tout ce qui relève de l'intérêt général pour la santé en allant au-devant des plus faibles. La partie d'aide à la contractualisation (AC) sert prioritairement au soutien des établissements qu'ils soient privés ou publics, ainsi qu'aux associations qui déposent des projets d'aide (la Fondation Abbé Pierre en est un exemple). Il y a également le FIR, Fonds d'intervention régional, dont le budget tourne autour de 7 ou 8 milliards d'euros par an. Ce fonds est destiné aux agences régionales de santé (ARS). Chacune des treize ARS de France a un budget en provenance de l'État : 7 ou 8 milliards divisés en treize régions, cela fait finalement peu pour chacune d'entre elles. Ce budget permet à chaque directeur d'ARS de saupoudrer – le mot est lâché – des subventions à destination des établissements privés, la médecine générale, les contrats locaux de santé, les maisons de santé pluridisciplinaires, l'organisation des soins, etc. Tout cela est très structuré, très technocratique, très bureaucratique. Or, il faudrait parvenir à des ORDAM : des objectifs régionaux d'assurance maladie. L'ONDAM – Objectif national d'assurance maladie, cette petite bête que tout le monde surveille – reste à l'échelon hexagonal et sert à la stratégie de la santé publique sur toute la France. Or ces dépenses doivent être déclinées par région, afin d'aller en direction des hôpitaux (avec une restructuration des hôpitaux et un réinvestissement) et des établissements privés dont on a également besoin. À partir de là, on peut avoir des budgets destinés à résoudre les problèmes de santé au plus près des besoins régionaux. La Caisse nationale d'assurance maladie doit être déclinée en Caisses régionales. C'est déjà le cas, mais les Caisses régionales sont à la botte de la CNAM : il faut donc que l'on régionalise et que l'on territorialise l'ensemble du système. Cette répartition territoriale est une nécessité, tandis que l'État reste stratège de la santé publique.

Quant aux ARS, leur Conseil d'administration ne doit plus reposer sur la seule tête d'un directeur général, autrement dit un haut fonctionnaire d'État, mais elle doit être menée en copilotage avec le président de région, qui est un élu, et avec le préfet, car ils ont fait preuve de leur efficacité lors de la gestion de la pandémie. Avec ce trinôme, on arrive au plus près des besoins des territoires et de ceux des citoyens. Ce serait une véritable évolution.

Mise en place d'une TVA contributive

Nous sommes plusieurs à penser qu'il faudrait renforcer la taxe sur les produits ou activités qui nuisent à la santé : tabac et alcool notamment, mais aussi les sucres, les produits chargés en matières grasses, l'huile de palme qui génère par ailleurs de la déforestation, etc. Tout ce qui a des conséquences néfastes sur la santé doit générer des taxes payées par les fabricants de ces produits.

Par ailleurs, le financement de la santé repose essentiellement sur le travail. Il faudrait s'interroger pour savoir s'il ne faut pas modifier les ressources fiscales – qui proviennent des cotisations salariales et patronales – de la TVA et de la CSG : ne faut-il pas trouver d'autres sources ? Personne n'a de solution immédiate, mais nous sommes plusieurs à penser qu'il pourrait y avoir une nouvelle TVA, qu'on pourrait appeler « TVA sociale », « TVA contributive » ou bien « TVA de consommation ». Il est impossible de la mettre en place à l'échelon européen, par contre, on peut trouver une solution pour la mettre en place sur les produits d'importation extraeuropéenne.

La TVA est d'ordre général et va dans l'escarcelle de Bercy. Les montants perçus se chiffrent en milliards d'euros. Un produit de consommation créé en France génère des cotisations sociales, salariales et patronales auxquelles vient s'ajouter la TVA. C'est la base de son prix de vente, auquel vont s'ajouter la TVA et, bien sûr, la marge du négociant. Le même produit venant d'Asie du Sud-Est ou du Mercosur n'a que le poids de la TVA, pas celui des cotisations sociales et peu de taxes douanières. Les biens de consommation sont donc produits à un coût moindre dans ces pays et arrivent moins chers en France : la lutte est inégale, ils n'ont aucune autre contribution en direction du budget de l'assurance maladie et ne participent donc pas à l'effort social et sanitaire. Il faut faire attention à ne pas taxer uniquement nos entreprises françaises et européennes, au risque de les mettre en difficulté et de favoriser, par conséquent, l'importation des mêmes produits en provenance des pays d'Asie du Sud-Est et du Mercosur, entre autres.

Le fruit de cette TVA – que l'on pourrait dénommer « TVA contributive » ou bien « TVA de consommation » – serait spécifiquement dirigé vers le budget du social, du sanitaire et de la santé. Une TVA sociale réservée aux produits de consommation émanant de pays en dehors de la Communauté européenne constitue l'un des sujets majeurs des années à venir.

Création d'un bouclier sanitaire

Le bouclier sanitaire, système de plafonnement des dépenses de santé proportionnel au revenu, est une autre de mes propositions. J'ai déposé une proposition de loi à cet effet en 2010 et à nouveau en 2020. Chacune de ces propositions de loi relevait le caractère injuste du « reste à charge » qui pèse de façon d'autant plus lourde sur les personnes les plus malades, et ce, malgré la suppression du ticket modérateur. Mais ce « reste à charge » est également d'autant plus lourd, en proportion, pour les personnes aux revenus les plus modestes. Le bouclier sanitaire que je propose ne rapporte pas d'argent au budget santé : il s'agit plutôt d'un « reste à charge zéro » en fonction des revenus.

Pour prendre un exemple concret, pour une personne qui gagne 15 000 € par an, l'État décide que le bouclier sanitaire sera imposé à 1 % des revenus pour les soins du quotidien et 2 % pour les ALD (affections de Longue Durée, autrement dit les maladies chroniques). Pour une personne qui gagne 15 000 € par an, cela représente 150 € par an : ce sera le reste à charge de cette personne qui, pour tout le reste, sera prise à 100 % pour tous ses soins. Ce patient n'aura que 150 € de frais de santé à sortir de sa poche chaque année. Un patient qui souffre d'une maladie chronique a forcément plus de dépenses de santé. Avec le même revenu annuel, il a 300 € de dépenses santé à prévoir de sa poche sur l'année. Tout le reste est pris en charge, bien entendu. Les plus aisés paieront davantage. Avec 30 000 € par an, le reste à charge est de 300 € pour les soins courants et 600 € pour les patients en ALD. Mais ce budget est entamé uniquement si on a des dépenses de santé. C'est un peu le même fonctionnement que les franchises des assurances : si vous ne consommez pas, vous ne payez rien. Mais si vous consommez, on vous retiendra jusqu'à 150 € ou 300 €, en fonction de votre palier de revenus. Si vos dépenses vont au-delà de votre palier, vous n'aurez rien de plus que cette « somme palier » à payer : tout le reste est pris en charge.

Un tel bouclier sanitaire existe en Belgique et en Allemagne. Ces deux pays ont mis en place ce système afin d'améliorer la situation des patients. En France, 32 maladies sont reconnues en affectations de longue durée (les ALD). On ne sait plus quelles sont ces maladies qui rentrent dans le cadre de ces ALD, car certaines de celles qui figurent dans cette liste n'ont plus de raison d'être, notamment la lèpre, pour ne citer qu'un exemple. Prenez l'exemple des maladies cardiaques : le patient qui fait un infarctus est bien sûr pris à 100 % en ALD. Mais après l'opération, il pourrait sortir du régime de l'ALD. Aujourd'hui, ce n'est pas le cas. Et il reste en permanence en ALD alors qu'il devrait en sortir au bout d'un certain nombre de mois de stabilité thérapeutique. Si au bout de deux ou trois ans après un infarctus il n'y a plus de problème, si les médicaments suffisent, si ce patient a pu reprendre son travail, il n'est plus en maladie chronique. Et en cas de rechute, il peut y revenir. Pendant de longues années, on a admis un système très contributif et très administratif, mais on n'en sort pas. Or il est nécessaire de changer notre manière de penser. Cette liste d'ALD, établie dans les années 80, doit être révisée. Depuis sa création, certaines maladies n'ont plus lieu d'y figurer, d'autres, considérées comme chroniques, sont à présent bien soignées ou équilibrées : doit-on continuer dans ce système ? Nous avons aujourd'hui – et nous aurons dans les deux à trois ans à venir – 15 millions de Français en ALD : la COVID longue devrait entrer dans la liste des ALD.

Le bouclier sanitaire permet de remplacer tout cela par une franchise annuelle de reste à charge. Les plus faibles revenus, les personnes qui touchent le salaire minimum, sont exonérés. À partir de 1 500 € ou 2 000 € par mois, le pourcentage est calculé pour le foyer. J'ai déposé la proposition de loi, que m'a inspirée Martin Hirsch, en 2007, le gouvernement n'a jamais franchi le pas pour parvenir à l'adopter. Il ne faut pas désespérer : ce bouclier sanitaire peut encore rentrer dans les nouvelles propositions, car certains économistes y pensent encore. Il faut continuer de l'envisager.

Du bien-fondé des Ordres

Le Conseil national de l'Ordre des médecins a été créé à l'époque du régime de Vichy, en 1940. Les différents autres ordres de professions de santé – celui des infirmiers, des masseurs-kinésithérapeutes, des sages-femmes, des pharmaciens, des pédicures-podologues et des dentistes – sont de création plus récente.

Certains veulent absolument supprimer l'Ordre des médecins. Cela correspond en général à un courant de pensée de gauche, mais il y a aussi des médecins qui contestent la gestion de la profession par cet Ordre. On compte d'ailleurs parmi eux quelques professeurs et médecins connus. Ils ont mené une campagne contre l'Ordre, estimant que c'était plutôt aux syndicats d'avoir une position régnante. Je ne fais pas partie de ceux qui contestent le rôle de l'Ordre national des médecins, au contraire. Je trouve qu'il a tout à fait sa place dans l'organisation de la médecine française.

L'Ordre national des médecins regroupe à la fois les professionnels libéraux et les hospitaliers, du privé comme du public. Tout médecin qui a obtenu sa thèse doit nécessairement et obligatoirement s'y inscrire. L'Ordre est donc de nature plurielle. Sa vocation première est de défendre l'éthique médicale, sujet de débats réguliers. Il s'agit de savoir si on est dans la droite ligne de la morale – attention, il n'est pas question de bien et de mal – selon des critères définis et partagés par le plus grand nombre. L'Ordre a d'ailleurs pour devise « Être au service des médecins dans l'intérêt des patients ». Il y a donc des débats d'idées et des discussions, suivis du vote des conseillers ordinaux. L'Ordre a également pour vocation de s'assurer de la discipline individuelle de chaque professionnel de santé, au regard des règles pénales et de celles de la vie courante. Le rôle de l'Ordre est donc de faire respecter l'éthique sur les plans professionnel, personnel, juridique et pénal. L'Ordre joue également un rôle du point de vue de la confraternité entre tous les professionnels de santé. Dans toute société, il y a naissance de conflits. Il est dans l'intérêt de tous que ces conflits soient contenus, qu'ils ne prennent pas d'ampleur. Les conseillers de l'Ordre ont donc un rôle à jouer dans la temporisation de ces conflits. En évoquant cet aspect du rôle de l'Ordre, un film me revient à l'esprit : *Sept morts sur ordonnance,* de Jacques Rouffio. Ce film m'a marqué. Il illustre parfaitement ce à quoi peuvent aboutir des conflits entre professionnels de santé, les difficultés d'exercice. Cela peut parfois se solder par des drames. Le scénario de Georges Conchon dans lequel, à dix ans de distance, deux chirurgiens réputés sont victimes d'une campagne de chantage, s'inspirait de faits réels. Dans le film, sorti en 1975, l'histoire se déroulait à Clermont-Ferrand. Dans les faits, elle avait eu lieu à Reims. C'était encore de petites villes de province.

L'Ordre a aussi pour vocation de vérifier ce qui est autorisé ou non par la loi. Des débats importants se sont déroulés ces dernières années : la fin de vie en est un exemple. Sur ce sujet précis, l'Ordre sera toujours respectueux des lois en vigueur, mais il est évident que l'on ne peut pas donner l'autorisation à un médecin de donner la mort, que ce soit par une injection ou par tout autre moyen. C'est d'ailleurs écrit dans le serment d'Hippocrate : *« Je ne provoquerai jamais la mort délibérément ».*

L'Ordre est également le bouclier du patient face à tout ce qui peut lui arriver. Quand un patient se retrouve en difficulté ou qu'il rencontre des problèmes avec un professionnel de santé, il peut s'adresser à l'Ordre qui est le réceptacle des sollicitations de chaque patient et citoyen, quel qu'il soit, que ce soit au sujet d'un professionnel de santé, d'un établissement de santé ou bien de pratiques médicales illégales et de charlatanisme. La fonction de l'Ordre se divise donc en deux volets : la défense des professionnels de santé et celle des patients. L'Ordre a donc un rôle majeur à jouer, voilà pourquoi je ne suis pas du tout dans la ligne de ceux qui veulent le supprimer.

Par ailleurs, l'Ordre s'organise en différentes strates : il y a l'Ordre national ainsi que des Ordres régionaux et départementaux. L'Ordre national débat des grands sujets. Les Ordres départementaux sont composés de conseillers ordinaux élus par tous les professionnels de santé, qu'ils travaillent dans le public ou dans le privé. Les fonctions sont les mêmes que celles de l'Ordre national, mais à l'échelon local. Quant aux Ordres régionaux, ils ont plutôt la fonction de Chambres disciplinaires. Elles règlent les problèmes de conflits et peuvent aller jusqu'aux plaintes reçues. Au sein de ces chambres disciplinaires, vous avez les représentants des conseillers ordinaux de chaque département, mais aussi des magistrats, qui président les chambres disciplinaires.

Pour résumer, l'Ordre incarne les aspects juridiques de l'exercice médical – pour le respect du Code pénal – et représente les médecins. Les conseillers ordinaux peuvent donc juger ou appliquer des sanctions qui vont s'échelonner de l'avertissement au blâme et jusqu'à la radiation. Il y a aussi l'interdiction d'exercice qui peut aller de quelques semaines à quelques mois, voire l'exclusion définitive. Actuellement, les affaires les plus importantes relèvent des violences sexuelles, à l'instar d'ailleurs de ce qui se passe dans la société en général.

Les Ordres ont également pour mission de se pencher sur les faits de société. Les sujets de réflexion émanent souvent d'instances comme l'Académie de médecine, ou bien de sociétés savantes. Ces dernières années, la GPA et la PMA ont fait l'objet de cette réflexion. Ce sont des sujets de la société d'aujourd'hui. La fin de vie est un autre sujet de réflexion actuel, mais aussi la bonne utilisation des actes médicaux et des thérapeutiques. Ce fut le cas avec les traitements médicaux d'un professeur du CHU de Marseille. Mais l'Ordre va également se pencher sur des techniques ou thérapeutiques non officielles. L'Ordre va en prendre connaissance, faire étudier puis valider ou non par des professionnels de santé qui s'entourent de spécialistes et consultent l'Académie de médecine ainsi que d'autres sociétés savantes. L'objectif est de savoir si ces actes sont utiles ou non pour les patients, voire dangereux. L'Ordre se préoccupe donc de la validité des thérapeutiques et de la bonne conduite des médecins. À mes yeux, l'Ordre est donc une instance nécessaire et indispensable.

Pour ma part, j'y suis inscrit depuis ma thèse. Cela remonte tout de même à une bonne cinquantaine d'années. Dès l'instant où vous avez votre thèse et que vous vous installez dans un département, vous êtes inscrit à l'Ordre des médecins, à l'instar de ce qui se passe pour les avocats.

Le président du Conseil national de l'Ordre des médecins est une personnalité représentative consultée par toutes les institutions publiques relevant de la justice, de la santé, du gouvernement et des sociétés savantes. Il est élu et représente le corps médical. Cette personnalité a donc de l'influence et, à mon avis, doit être irréprochable, notamment du point de vue de l'éthique. J'en ai connu plusieurs depuis le début de mon exercice, mais il se trouve que j'ai beaucoup d'estime pour Patrick Bouet, président de cette institution pendant dix ans, de juin 2013 à juin 2022. Il a incarné la médecine française dans sa pluralité. En premier lieu, il s'agit d'un médecin généraliste : ne perdons pas de vue qu'actuellement, les généralistes sont rares. Le Dr Bouet a par ailleurs été le premier généraliste élu à l'Académie de médecine. Il est important qu'un généraliste représente toute la médecine française, publique comme privée, salariée comme libérale. Par ailleurs, il venait de la Seine-Saint-Denis, département populaire, avec d'importantes difficultés sur le plan de l'accès aux soins et des inégalités territoriales et sociales : c'est actuellement l'un des départements les plus en difficulté. Je trouve extrêmement positif que, en tant que représentant des médecins français d'aujourd'hui, notre président de l'Ordre national des médecins provienne d’un département confronté à de telles difficultés sociales.

ARS et GHT, les monstres de la centralisation

Dans le domaine de la santé, les gouvernements – quels qu'ils soient – ont construit un système composé d'éléments très centralisateurs. Parfois, j'ai envie de dire que ce sont des monstres. Le premier de ces monstres est l'ARS, l'Agence régionale de santé.

Créée en 2010, l'ARS réunit en son sein ce que l'on appelait auparavant l'Agence régionale de l'hospitalisation, la Direction des soins, les soins de ville, la DDASS et tous ces organismes qui étaient dans les territoires. Tout a été recentré au sein de l'ARS devenue le bras armé du ministère de la Santé dans les régions. Il n'y a pas d'agence nationale de la santé : le ministère de la Santé remplit cette fonction. Les ARS fonctionnent chacune avec à leur tête un directeur et, dans leurs services, des centaines de fonctionnaires. Les ARS ont tous les pouvoirs, sur la médecine hospitalière publique comme sur celle du privé, mais aussi sur l'attribution de matériel de haut niveau, notamment les scanners et les IRM, le nombre de lits dans les établissements ainsi que les budgets. Elles ont leur propre budget – le FIR, Fonds d'intervention régional – qu'elles peuvent distribuer comme bon leur semble sur certains projets. On a également la construction de communautés professionnelles territoriales de santé – les CPTS – qui réunissent sur un territoire tous les professionnels de santé, quels qu'ils soient, du médecin à la sage-femme, en passant par le dentiste, l'infirmière, le kinésithérapeute, le pharmacien, etc. On assiste donc à une grande centralisation, à une technocratisation qui ne donne pas satisfaction au regard de ce qui était escompté. Lorsque la crise sanitaire liée à la COVID-19 est survenue, on a constaté à quel point cette centralisation agissait comme un frein. Heureusement, les préfets avec les élus locaux ont pu déclencher certaines opérations que l'ARS freinait : masques, tests, vaccination, lits de réanimation, cela a été observé dans tous les domaines. Dans le public comme dans le privé, le pataquès était général.

Créé en 2016, le GHT – Groupement hospitalier de territoire – est un autre monstre. Il réunit en son sein presque tous les hôpitaux et tous les organismes médico-sociaux d'un territoire avec un pilote qui prend toutes les décisions et concentre tous les pouvoirs. Pour le Loiret par exemple, ce pilote est le CHU de Tours, accompagné du Centre hospitalier régional d'Orléans. Chaque hôpital local se retrouve automatiquement pieds et poings liés à ce pilote : dans le Loiret, les hôpitaux de Gien, Montargis, Pithiviers et Sully-sur-Loire sont dans l'orbite du Centre hospitalier d'Orléans. La mutualisation des moyens et la coordination dans les spécialités sont un aspect intéressant du GHT. D'ailleurs, cette coopération et cette coordination entre les établissements avaient déjà été mises en place il y a quelques années : cela s'appelait le Groupement de coopération sanitaire, le GCS. Il était facultatif : chacun pouvait y entrer ou non. Avec le GHT, mutualisation et coordination ont pris un aspect obligatoire : quel que soit le territoire, le directeur de l'hôpital socle se retrouve à être le pilote. Sur l'ensemble du Loiret, le CHU d'Orléans et celui de Tours sont tous deux copilotes avec le directeur de l'ARS. Or cette centralisation se fait au détriment de la proximité.

Quels pourraient être les points positifs ? Ils pourraient résider dans la coordination et la coopération entre les spécialités, si toutefois cela allait dans les deux sens. Les petits hôpitaux – les hôpitaux « secondaire » – pourraient aller vers l'hôpital socle et l'hôpital socle pourrait aller vers les hôpitaux secondaires dans le domaine des praticiens, des médecins, de la gestion du matériel et dans celui de la répartition des lits et des spécialités : cela peut constituer des points positifs. Mais il y a des points négatifs. Tant qu'un GHT rayonne, ça va ; mais il semble que dans beaucoup de régions en France, les GHT ont tendance à exercer l'action d'un siphon. La mission d'évaluation et de contrôle des lois de financement de la Sécurité sociale de l'Assemblée nationale a adopté en 2021 un rapport d'information présenté par Marc Delatte et Pierre Dharréville. En quoi consiste ce siphonnage ? Cela signifie que l'instance directrice du GHT, de l'hôpital socle, peut par exemple décider qu'il n'y aura pas de maternité à tel endroit, ou bien pas de cardiologie, car le CHU s'en occupe : cela se fait au détriment de la proximité. Cela va à l'encontre de la territorialisation de la santé. Pour essayer de répondre au mieux aux besoins de la population sur chaque territoire, il faut une décentralisation de la santé. Il faut aller vers les territoires. Mais pour cela, il faut s'appuyer sur des territoires de santé. Or ils ne se dessinent pas à l'échelle d'un département, ni à celle d'une région et encore moins à l'échelle de la nation : les territoires de santé se découpent au niveau local et sont constitués de communautés territoriales qui peuvent représenter environ 150 000 habitants, en fonction de la densité et des distances sur le territoire en question, et aussi en fonction aussi de l'existant. Ce sont des bassins de vie, des bassins d'emploi. On peut ainsi se retrouver avec des bassins de vie interdépartementaux. Chaque territoire de santé pourrait se fonder sur une population d'environ 150 000 habitants pour lesquels il faudrait investir dans la santé, d'abord à l'échelon libéral et salarié, avec les médecins généralistes et spécialistes, ainsi qu'avec les hôpitaux de proximité. Il est donc impératif de laisser vivre les hôpitaux de proximité. Car c'est là que s'orientent les patients pour les urgences. C'est également là que se fait l'accès aux soins, là où on a des spécialistes qui répondent aux besoins de la population, dans de nombreux domaines ainsi que dans les besoins du quotidien. Les hôpitaux de proximité ne peuvent pas répondre à certains besoins spécifiques, notamment dans les domaines hautement spécialisés comme la neurochirurgie, les maladies rares, les polypathologies ou encore la haute chirurgie. On en prend acte en recevant ces patients aux urgences, avant de les transférer vers l'étage supérieur : l'hôpital régional ou bien l'hôpital universitaire qui, dans ce cas, remplit sa fonction de rayonnement. Mais si dans les hôpitaux de proximité les moyens des services d'urgences sont réduits, si on supprime les IRM, si on siphonne les services d'oncologie, la population est obligée de se déplacer vers des hôpitaux éloignés, alors qu'il faut faciliter l'accès des patients à ces services de proximité. La territorialisation de la santé permettrait également l'installation de professionnels de santé, car les territoires en deviendraient, par la même occasion, plus attractifs. Alors que, dans la configuration actuelle, le GHT et l'ARS démobilisent les jeunes médecins qui préfèrent s'installer vers les hôpitaux les plus importants. C'est un peu comme dans un village où toutes les maisons se retrouvent regroupées autour de l'église : dans le système de santé tel qu'il fonctionne actuellement, la faculté et le CHU sont comme l'église du village. Les étudiants y passent une bonne dizaine d'années à apprendre leur métier de médecins et finalement, s'installent à proximité. C'est ainsi qu'alentour se met en place la désertification : quelle que soit leur spécialité, les praticiens sont en nombre insuffisant. Dans ma ville, nous avions quatre dermatologues. Aujourd'hui, il n'y en a plus qu'un. Pareil pour les oto-rhino-laryngologistes : on est passés de cinq à un. Heureusement, nous avons encore des radiologues et des cardiologues, mais nous avions une vingtaine de généralistes : ils sont actuellement moins de dix.

Quant aux villages alentour, ils n'ont plus du tout de médecins alors qu'il y a une trentaine d'années, les jeunes médecins allaient s'installer dans les villages. Il y a encore une trentaine d'années, quand un médecin partait à la retraite, il passait une annonce pour trouver un jeune associé qui ensuite prenait sa succession et rachetait la patientèle. Il arrivait aussi qu'il trouve directement un successeur. Aujourd'hui, quel que soit le magazine médical, la patientèle est cédée, et non plus monétisée. Les médecins espèrent partir en ayant un successeur, mais ils ne trouvent personne et ferment leur cabinet. Voilà ce à quoi nous assistons.

Vers une médecine de territoires

Imaginons une territorialisation sur la base d'un bassin de population d'environ 150 000 habitants. Pour ce qui concerne le Loiret, cela représenterait un territoire allant de Bellegarde à Courtenay et de Dordives à Nogent-sur-Vernisson. Avec un second territoire au sud du Loiret, un autre qui serait l'Orléanais et encore un autre qui correspondrait au Pithiverais, vous arrivez aux 600 000 habitants du département et chaque territoire aurait son hôpital de proximité qui doit exister et ne pas être déshabillé. De même, toujours sur la région de Gien et Montargis, un petit hôpital comme celui de Sully-sur-Loire ne doit pas fermer.

Quel est l'intérêt de faire vivre ces hôpitaux de proximité ? Cela permet notamment aux médecins installés alentour – qu'ils soient généralistes ou spécialistes – d'avoir un accès aux urgences. Prenons l'exemple de l'hôpital de Sully-sur-Loire. Quand la dizaine de médecins installés dans les environs de cette petite ville prennent leur garde, quand ils ont des urgences, ils peuvent les prendre en charge à l'intérieur de l'hôpital de proximité. Celui-ci peut garder le patient une nuit, ou bien une ou deux journées afin de faire des radios, des examens de sang, des examens cliniques, surveiller le patient grâce aux infirmières. Si tout va bien, au terme de ce court séjour, le patient rentre chez lui. Si cela va moins bien, l'hôpital de proximité est apte à transférer le patient vers un hôpital plus important comme celui de Gien ou Montargis, ou bien encore celui d'Orléans. Ainsi, on n'a plus les afflux énormes que l'on observe actuellement dans les services d'urgences des hôpitaux. Il faut donc rétablir un maillage territorial : l'ARS est trop centralisatrice.

Je pense également qu'il faut remédicaliser la gouvernance de la santé et non plus la confier uniquement à des directeurs administratifs sortis des hautes écoles. L'Agence régionale de santé est composée d'un Conseil de surveillance et d'un Conseil d'administration. Puisque cette instance est régionale, son président doit être le président de région. À ses côtés, le directeur est celui qui a en charge la gestion financière, matérielle, etc., tout comme dans les villes et les agglomérations, vous avez l'élu et, à ses côtés, la direction générale. À la tête de l'ARS, le président de région devrait également être le partenaire du préfet. D'ailleurs, le préfet de région est souvent un préfet de zone : il y a sept ou huit zones de défense en France, dont les compétences mêlent à la fois le militaire et le sanitaire. Face à une épidémie, je reste persuadé que les préfets de zones sont ceux qui doivent piloter la réponse aux urgences sanitaires. Dans l'épidémie de COVID-19, on a très bien vu que la réponse a été plus opérationnelle en région que depuis Paris. Il fallait que le ministère laisse les Conseils régionaux et les collectivités locales gérer cette crise. Les préfets ont été les soldats du feu. Ils ont répondu présents avec les élus locaux. À la tête de l'ARS, il faut donc l'élu régional aux côtés d'un directeur et d'un préfet de région.

Du côté du GHT, il faut un pilotage conduit à la fois par le directeur et le président de la commission médicale. Il faut rendre la médecine aux médecins et inclure les établissements privés. On en compte un peu plus d'un millier en France, autant que d'hôpitaux publics. Les établissements privés remplissent leurs fonctions dans beaucoup de domaines, que ce soit la chirurgie, la maternité, la médecine, les soins de rééducation, etc. À ce titre, ils doivent être conviés « à la table » de l'Agence régionale de santé beaucoup plus qu'ils ne le sont aujourd'hui. L'exemple a été frappant durant l'épidémie de COVID-19. Au cours de la première vague, on avait 5 000 lits de réanimation en France pour 7 000 ou 8 000 malades qui en avaient besoin. Il aurait fallu faire appel aux établissements privés. Or on l'a fait très tardivement, alors qu'ils étaient prêts. On leur a demandé de déprogrammer leurs opérations pour pouvoir accueillir les malades de la COVID-19, mais ceux-ci n'y ont pas été envoyés : ils ont été dirigés, par trains ou par avions sanitaires, partout où il y avait encore des lits libres dans les hôpitaux publics alors qu'on aurait pu les envoyer directement dans les cliniques plus proches qui avaient à disposition des lits de réanimation. Cette décision venait de l'autorité administrative. Comme le décrit le professeur Didier Houssin dans son livre *L'Ouragan sanitaire* : la gestion de cette crise sanitaire a été sujette à question et à caution. En fait, on peut dire qu'il n'y avait pas de pilote dans l'avion.

Pour un partenariat public / privé

Longtemps, les cliniques privées et l'hôpital se sont tourné le dos, avec un état d'esprit de concurrence, ce qui est illogique et pénalisant pour les patients. Les deux sphères, publique et privée, doivent être partenaires et non rivales. Historiquement, les cliniques privées étaient des propriétés familiales. Elles appartenaient à des familles de praticiens, de médecins, de chirurgiens, et leur gestion était familiale. L'évolution étant ce qu'elle est, des groupes financiers – la Générale de santé, devenue Ramsay en est un exemple – ainsi que des mutuelles ont racheté ces cliniques privées. Auparavant, un propriétaire ne possédait qu'une clinique ; à présent, ces groupes en possèdent parfois des centaines. Ces affaires familiales sont devenues des affaires financières. Est-ce une bonne évolution ? Il ne faut pas que cela dérive vers le mercantilisme. Il faut aussi faire attention aux capitaux venant de pays étrangers : il ne faut pas que des groupes financiers étrangers en viennent à acheter des cliniques comme ils achètent des hôtels ou des équipes de football. C'est une dérive que je ne souhaite pas voir arriver.

Les statuts commerciaux des établissements privés leur interdisent d'être en déficit. À cet effet, les comptes sont examinés tous les ans : en cas de déficit, il faut rembourser. De leur côté, les hôpitaux publics accumulent les déficits depuis de nombreuses années pour une somme qui avoisine à ce jour les 30 milliards d'euros, une somme qui rentre dans la dette publique et qu'il faudra bien compenser un jour ou l'autre. Il ne faut surtout pas que la tendance s'accentue, d'où la nécessité d'une nouvelle gestion du système hospitalier public. Quant au système hospitalier privé, il faut qu'il perdure, car nous avons besoin en France d'un système de santé sur deux pieds. Mais il faut éviter les éventuelles dérives de financement dans le privé.

Il faut aussi que les deux systèmes hospitaliers, public et privé, cessent de se tourner le dos. Des passerelles entre les deux existent déjà : il faut les faciliter. Il n'est pas normal que, sur un territoire donné, un praticien du public ne puisse pas accéder à un établissement privé quand il en a le besoin. À charge de revanche, un praticien du privé devrait pouvoir aller travailler dans le public lorsqu'il y a des demandes, notamment dans le cadre d'astreintes ou de techniques particulières. Plutôt que d'avoir à transférer un patient, il faut que les professionnels de santé, quel que soit leur statut, puissent en changer, d'où la nécessité de passerelles. Cela irait dans le sens d'une amélioration : les soignants pourraient se rencontrer et travailler ensemble. Qu'il y ait différents statuts, oui, mais il faut que les praticiens de santé puissent se rencontrer. Actuellement, l'heure est plutôt au cloisonnement. Ce sera un point essentiel dans les changements à venir. Plutôt que de voir des établissements privés en difficulté, on peut donner la possibilité à l'établissement privé d'intégrer un établissement public par un rapprochement de l'immobilier. L'immobilier peut à la fois accueillir le public et le privé. Dans ma ville de Montargis, des installations techniques relevant du privé sont installées sur le terrain de l'hôpital public. Le public doit ouvrir ses portes au privé, et inversement. Il faut arrêter de séparer les deux secteurs, mon combat va dans ce sens : le décloisonnement est nécessaire et indispensable.

Pour une plus grande autonomie de l'hôpital public

Notre système hospitalier est composé de plus de mille hôpitaux publics et autant d'établissements privés. Parmi les établissements publics, certains ont le statut d'ESPIC (Établissement de santé privé d'intérêt collectif). Ils font bel et bien partie du service public. Pour être précis, on peut parler d'un établissement privé à but non lucratif exerçant une mission de service public. L'hôpital Foch est, à titre d'exemple, un ESPIC, de même que l'hôpital Montsouris. Il y en a d'autres en France, mais ces deux-là sont les deux principaux ESPIC en région parisienne, avec pour ainsi dire l'envergure d'un CHU, avec néanmoins des différences.

J'estime que le statut public est rigide. En effet, lorsqu'un médecin ou un praticien est admis pour travailler dans le service public, il a très peu d'évaluation et il peut y rester à vie, quels que soient ses résultats : ce n'est pas normal. Il faut moins de rigidité, il faut changer complètement les statuts, pour aller vers des statuts comme ceux des ESPIC où le personnel n'a pas le statut de fonctionnaires : ils ne sont pas là de manière éternelle. Ils peuvent changer de poste plus facilement que dans la fonction publique.

Par ailleurs, dans le système hospitalier public, l'administration a tous les pouvoirs et se trouve en position de force : c'est elle qui commande. Les praticiens proposent, leur administration dispose : ils peuvent être entendus dix ans plus tard. Le cloisonnement entre les services de santé et leur administration donne des résultats malheureux. Résultat, on en vient à assister à des dérives, des praticiens qui demandent des améliorations sans les obtenir, du personnel qui n'obtient pas réponse à ses demandes, notamment vis-à-vis du manque de personnel. Par ailleurs, les grilles salariales relèvent strictement de la fonction publique : les rémunérations étant meilleures dans le privé, les praticiens quittent le navire pour se diriger vers les ESPIC et les cliniques privées. Ce problème se pose alors que la fonction publique hospitalière représente plus d'un million de salariés.

En France, la fonction publique se divise en trois branches : la fonction publique d'État (FPE) qui représente notamment la SNCF, les préfectures, toutes les fonctions régaliennes, etc. ; la fonction publique territoriale (FPT) – dans les mairies, les Conseils régionaux et départementaux –, et enfin la fonction publique hospitalière (FPH). Tous ces fonctionnaires se retrouvent quadrillés par des statuts rigides. À l'hôpital tout comme dans une mairie, si un salarié ne remplit pas sa fonction, il reste quand même à vie. On le mettra au placard, mais il conservera son poste. Cette rigidité n'existe que dans ces fonctions.

La gestion des hôpitaux publics est donc très complexe, trop rigide. En 1958, la réforme Debré (ordonnance du 30 décembre 1958) relative à la création de centres hospitaliers et universitaires, à la réforme de l'enseignement médical et au développement de l'enseignement médical a donné le jour aux trente CHU de France. Ils s'organisent en trois strates : soins, enseignement et recherche. On a obtenu des CHU de très haut niveau, mais ces machines sont tellement énormes qu'elles ont fini par dériver, sur le plan financier comme sur le plan du personnel.

Aux côtés de ces trente CHU existent de nombreux centres hospitaliers régionaux (CHR) non universitaires, qui ne se préoccupent que de soins, ainsi que tous les centres hospitaliers généraux (CHG) que l'on trouve dans toutes les villes de taille moyenne. On en arrive ainsi à un total d'un millier d'hôpitaux publics, avec, tous, le même statut relevant de la fonction publique hospitalière. Et tous ont un fonctionnement qui ne tolère pas le changement. C'est terriblement sclérosant. Je pense que, à l'avenir, il faudra faire des propositions pour changer tout ça, faire de grandes réformes. Pourquoi les hôpitaux seraient-ils uniquement gérés par des fonctionnaires sortant de l'École des hautes études en santé publique ? Pourquoi les directeurs d'hôpitaux ne pourraient-ils pas venir de la sphère privée ? En France comme ailleurs, on a des entreprises importantes dirigées par des personnes de qualité émanant du privé. C'est notamment le cas dans l'industrie pharmaceutique. Les dirigeants des grandes entreprises françaises, dans le domaine de l'aviation et de l'aéronautique par exemple, ne sortent pas exclusivement d'écoles de la haute fonction publique. Un hôpital peut très bien être dirigé par une personne émanant du privé. Il va falloir y venir. Il faut que les statuts des hôpitaux publics s'inspirent de ceux des ESPIC, de façon à avoir une souplesse dans les statuts, dans le quotidien, dans l'évolution de carrière, que ce soit en vue de promotions ou de mutations : il faut que le système soit plus souple, plus mobile. Sur le plan des salaires, il faut cesser avec ces salaires réglementés comme ceux des fonctionnaires : il faut des possibilités de promotion, en fonction des résultats des hôpitaux. Il ne faut pas que les établissements soient tous copiés les uns sur les autres, de façon à pouvoir garder les meilleurs professionnels. On a essayé d'ouvrir les centres hospitaliers publics au privé en proposant des consultations privées et libérales en leur sein : c'est un point à conserver. Certains en demandent la suppression, mais cela irait dans le sens d'une rigidification encore accrue du système : les praticiens quitteront le navire. Il faut donc garder ces consultations en libéral au sein de l'hôpital et les développer. Il faut beaucoup de souplesse dans la gestion de ces centres hospitaliers. Il faut arrêter avec cette sclérose. On l'a vu au début de la pandémie de COVID-19 : le dirigisme et la bureaucratie de l'administration hospitalière ont été sévèrement critiqués. Dès l'instant où les cordons se sont relâchés, les praticiens ont fini par s'affranchir des freins administratifs pour entrer dans l'action. Souvenons-nous qu'ils se sont retrouvés face à une épidémie sans masques et sans matériel. C'est de la folie pour un pays qui compte parmi les premières puissances mondiales. Tout cela est le fruit de la rigidité du système, d'où la nécessité d'une grande réforme de l'hôpital.

Transformer le système hospitalier

La médecine hospitalière a été instaurée en 1958 par Robert Debré. Elle proposait trois voies aux médecins des CHU : les soins, la recherche ou l'enseignement universitaire. Cette réforme de 1958 a conduit les internes, les chefs de clinique assistants ainsi que les professeurs agrégés à exercer à plein temps. Mais quand j'ai commencé à l'hôpital de Montargis, nous étions pour ainsi dire tous à mi-temps. Quand je suis arrivé en 1971 à l'hôpital de Montargis, les chefs de service étaient à temps partiel, le matin à l'hôpital, l'après-midi dans leur cabinet. Les chirurgiens faisaient de la chirurgie à l'hôpital, mais il y avait le régime de « clinique ouverte » à l'intérieur de l'établissement hospitalier. Les chirurgiens exerçaient donc à la fois en libéral, et en tant que personnel hospitalier. Les temps complets dans les centres hospitaliers généraux sont arrivés dans les années 1980. Les temps partiels n'ont pas été mis dehors, ils sont simplement partis petit à petit. Aujourd'hui, il n'y a plus que des médecins et chirurgiens à plein-temps ainsi que des vacataires, c'est-à-dire des médecins qui viennent prendre une ou deux vacations par semaine. La fonction hospitalière est devenue assez rigide. On est fonctionnaire hospitalier, on est salarié à plein-temps et on a un temps de travail avec des obligations de récupération. C'est une évolution normale, mais qui a complètement changé la donne. J'aimerais que l'on en vienne à modifier petit à petit tout ça et qu'on puisse avoir à nouveau un statut beaucoup plus souple, un statut de médecin hospitalier qui soit semi-privé, afin de libérer les médecins hospitaliers, qu'ils ne soient pas statutaires toute leur vie et que le statut hospitalier offre une certaine autonomie aux centres hospitaliers afin de leur apporter plus de souplesse et plus de solutions quand ils ont besoin de recruter et de modifier les services. La souplesse est au cœur des changements qu'il faudra engager au plus tôt. J'y crois sincèrement afin que l'on puisse aller vers l'autonomie du système hospitalier, revenir à cette libéralisation de la fonction publique hospitalière. On a tout à y gagner, car les médecins ne sont pas faits pour rester trente ans dans le même service. On le voit bien aussi pour les infirmières. Dans la vie, on a besoin de changements. On a besoin d'évolution. On a besoin de changer de secteur, de ville, d'hôpital, sans perdre l'ancienneté, mais simplement en avoir la possibilité. Il en va de même pour le corps enseignant, pour la police nationale. En tant que député, il m'est arrivé d'écrire au rectorat pour tenter d'aider des enseignants bloqués sur la région : chaque fois, j'ai essuyé un refus. Le fonctionnaire est obligé de démissionner de son poste pour pouvoir rejoindre son conjoint. La fonction publique hospitalière aurait, elle aussi, besoin de plus d'autonomie dans ses statuts.

La grande réforme hospitalière que j'appelle de mes vœux doit aussi concerner l'immobilier. Il faut très régulièrement investir dans ce domaine, car les années passent et il ne faut pas se reposer sur ses lauriers : les bâtiments ont un besoin constant d'entretien. Un budget substantiel est donc nécessaire chaque année pour l'entretien et la réhabilitation des hôpitaux. À ce sujet, une idée germe dans mon esprit : aujourd'hui, les hôpitaux sont gérés par l'État. Or on peut se poser la question : pourquoi ne pas décentraliser cette compétence vers les régions ? Cela signifierait que chaque région serait responsable de ses hôpitaux, ce qui permettrait d'avoir un suivi plus proche, plus en adéquation avec les besoins, et d'avoir, région par région, des investissements qui se détachent du nombril ministériel : on coupe le cordon ombilical des hôpitaux pour transférer la compétence vers les régions, comme on l'a fait pour les lycées. Les CHU font aussi de la recherche et de l'enseignement qui nécessitent une participation de l'État. Les trente CHU français pourraient donc rester sous la coupe de l'État pour l'enseignement et la recherche, mais pas pour les soins, ceci pour ne pas avoir de disparités régionales. En dehors de l'immobilier et de l'autonomie de ces hôpitaux – le directeur doit être plus autonome – il faut que les statuts du personnel soient revus et ne soient plus scotchés sur une fonction publique hospitalière sclérosée. C'est un premier volet.

Ensuite, il faudra modifier le système ambulatoire des professionnels de santé et des paramédicaux c'est-à-dire le monde des infirmières, des kinésithérapeutes, etc. C'était un domaine qui, auparavant, était à 100 % libéral, mais à présent, il y a une évolution vers le mode salarial qui représente actuellement environ 10 % de l'ambulatoire : c'est une porte ouverte pour l'avenir des nouveaux médecins qui choisissent la voie salariale. En ce qui me concerne, je n'ai pas toujours été favorable au salariat. Les associations d'étudiants en médecine estiment que 70 % des étudiants en médecine ne veulent qu'une chose : poursuivre dans le monde libéral et être entrepreneur médical.

Le troisième volet concerne les technologies, le numérique, la médecine de demain – qui n'est plus celle d'hier avec le stéthoscope et le palper du médecin – mais aussi l'évolution des médicaments.

Le quatrième pilier concernera la stratégie pour laquelle l'État va opter afin de s'occuper du système de santé. Va-t-il choisir un système centralisé ou bien décentralisé ? Ou bien encore va-t-il rester, comme c'est le cas aujourd'hui, avec des institutions devenues pléthoriques, bureaucratiques, très éloignées finalement de la réalité et de la proximité. La crise sanitaire a justement montré ce défaut terrible qu'il va bien falloir corriger.

Au sujet des EHPAD

Il ne faut pas oublier le système hospitalier médico-social, particulièrement les EHPAD (établissements d'hébergement pour personnes âgées dépendantes). Ces EHPAD se sont multipliés ces dernières années, ce qui permet de recevoir les personnes âgées en difficulté de santé ou d'isolement, mais aussi celles qui se retrouvent avec des difficultés psychiques ou cérébrales, un aspect bien connu de la dépendance. Ces établissements relèvent en majorité du secteur public territorial puisque ce sont les départements qui ont essentiellement en charge la construction des EPHAD. Mais il y a aussi beaucoup d'EHPAD privés. Le département a la charge, sur son territoire, d'un nombre de lits suffisant pour pouvoir accueillir les personnes âgées dépendantes. Cela représente des financements déjà très importants, mais qui doivent encore être augmentés, car cette tranche de population est grandissante. Là encore, la crise sanitaire est passée par là et a montré certains points à améliorer, sans compter le scandale dénoncé par le journaliste Victor Castanet dans son livre-enquête *Les Fossoyeurs*. Là encore, dans les EHPAD, le système s'est montré défaillant et il va falloir impérativement que l'on médicalise ces établissements. Pour le moment, ce n'est pas le cas : la loi demande simplement la présence d'un médecin coordinateur. Son rôle consiste à suivre les dossiers aux côtés de l'infirmière ou de la personne chargée de la surveillance. Il faut une véritable médicalisation, avec des médecins qui siègent dans les EHPAD. Et s'il n'y a pas suffisamment de médecins dans ces établissements, il faut aussi développer la télémédecine afin de faire le lien avec l'hôpital public ou bien avec un médecin en ville. Il faut également que les EHPAD puissent avoir accès à la téléexpertise, afin que tous les examens qui ne peuvent être faits à l'intérieur de l'EHPAD puissent être effectués dans des services spécialisés, notamment la neurologie ou la dermatologie. Pour les problèmes de peau, une photo peut être prise et transmise au service de l'hôpital ou au cabinet d'un dermatologue. On sait très bien que le nombre de personnes âgées est appelé à connaître une forte augmentation dans les années à venir et qu'il sera impossible de maintenir tout le monde à domicile. On ne pourra pas non plus demander aux familles d'héberger ses proches dépendants si les habitations ne sont pas adaptées, ne serait-ce que par la taille, en particulier dans les villes. L'autonomie et la dépendance nécessitent donc aussi une grande réforme. La création de la CNSA (Caisse nationale de solidarité pour l'autonomie, créée après l'épisode de canicule de 2003) a ouvert la voie. Chaque année, son budget est de l'ordre de 25 à 30 milliards d'euros, et c'est encore insuffisant : il faut persévérer dans cette voie et aller plus loin, en multipliant les établissements d'accueil pour les personnes seules, isolées, fatiguées, vieillissantes ou malades. Mais pour gérer au mieux l'ensemble du système hospitalier, il faut que le patient soit au cœur. Le système doit être construit autour de lui. Et cela ne peut être que territorialisé, car la meilleure gestion est territoriale. La collectivité territoriale, en l'occurrence le Conseil départemental, peut avoir à sa charge les maisons de retraite, les EHPAD, les hôpitaux publics. Il faudrait donc qu'au niveau des hôpitaux, il y ait également une imprégnation territoriale au sein des conseils d'administration. Il ne faut pas que cela soit uniquement géré par un directeur et l'ARS émanant du ministère. Il faut que les élus territoriaux – le maire et le représentant du département – puissent siéger non pas au conseil de surveillance où, bien souvent, on signe des papiers et on s'en va, mais dans les conseils d'administration, autrement dit, au poste de pilotage, au sein de la direction.

Réformer l'hôpital en prévision des situations d'urgence

Du côté des hôpitaux, contrairement à ce qui se dit ici ou là, le problème ne se résume pas à la question du nombre de lits.

Actuellement en France, on a plus de lits par habitant qu'en Allemagne par exemple. Par contre, il va falloir modifier leur répartition, tout en sachant que les services de soins intensifs doivent disposer de 7 000 à 10 000 lits de réanimation : il faudrait donc les augmenter un peu.

Il faut également qu'il y ait la possibilité d'ouvrir rapidement de nouveaux lits quand il y a une alerte ou un drame. « L'élément militaire de réanimation » – hôpital de campagne mis en place entre mars et mai 2020 à Mulhouse et qui a permis de désengorger l'hôpital – est une bonne chose : il faudrait étendre cet exemple à chaque région de France afin de disposer d'un sas de lits rapidement opérationnels. Chacune des zones de défense devrait, en cas de besoin, pouvoir avoir recours à ce que l'on appelle « l'hôpital militaire au secours de l'hôpital public ». Il s'agit d'hôpitaux de campagne, construits en l'espace de 24 heures. Les lits sont installés dans des algecos éphémères et amovibles, comme on a pu également en voir en Chine. Cela peut se faire dans chaque région, en fonction du nombre de patients attendus.

Il ne s'agit pas d'augmenter le nombre de lits en France ; par contre, il faut qu'il y ait un investissement au niveau des hôpitaux afin d'en réformer le fonctionnement et de rendre possible ce genre de mesure d'urgence.

Dans certaines spécialités, des lits peuvent être transférés au domicile des patients. Dans ce cas, on récupère ces lits qui peuvent servir de sas en cas de besoins accrus. C'est un peu un fonctionnement en accordéon. J'ai vu ce principe en action dans l'hôpital de ma ville où le service de réanimation a débordé vers le service de soins intensifs, qui est un service de soins du quotidien. Certains services sont devenus, le temps de la crise sanitaire, des services post-COVID, mais au détriment d'autres services.

Actuellement, on ferme des lits pour en ouvrir d'autres. Il faut une autre méthode d'augmentation des capacités hospitalières beaucoup plus pragmatique qui permet, en cas de problème, non pas de procéder à des fermetures, mais à des transformations. Il n'y a pas besoin d'augmentation : il faut de la souplesse pour faire fonctionner un hôpital.

Partie IV :

Les leçons de la pandémie

Rétablir l'ÉPRUS

En dehors de ces questions relatives au fonctionnement de l'hôpital, il faut aussi impérativement réformer ce qui relève de l'investissement. Il faut rétablir ce qui a été supprimé lors de la création en 2016 de Santé publique France et remettre en place un établissement de type ÉPRUS – Établissement de préparation et de réponse aux urgences sanitaires – et qu'il retrouve son rôle stratège : actuellement, il n'existe plus qu'en modèle réduit.

Cet établissement, placé sous la coupe du ministère de la Santé, était un lieu de stockage pour tout ce qui relève du matériel, que ce soit les masques, blouses, tests, gants, respirateurs et autres produits médicaux : tout cela doit être stocké en de très grandes quantités, qui restent à déterminer.

En 2018, le rapport d'experts du Professeur Jean-Paul Stahl a montré que pour un pays comme la France, il fallait un stock minimum de 1,2 milliard de masques, alors que nous n'en avions plus que trois cents millions au moment de son étude. Ces stocks doivent être constitués en dehors des périodes d'urgence sanitaire. Cette réforme doit prévoir, elle doit anticiper.

De même pour les médicaments : il faut qu'il y ait un « tiroir de médicaments », à destination de tout ce qui relève des pandémies ou des accidents de type bioterrorisme. Il faut, en prévision, des stocks de corticoïdes, des antibiotiques, des antiviraux, des calmants, du curare, des anesthésiants. L'ÉPRUS était une pharmacie à disposition des urgences sanitaires. Dans la loi Giraud du 5 mars 2007 relative à la préparation du système de santé à des menaces sanitaires de grande ampleur, l'ÉPRUS avait d'ailleurs un statut de pharmacien et pouvait délivrer des médicaments. Il existe aussi une pharmacie militaire, la pharmacie centrale des armées, installée à Chanteau, dans le Loiret. Avant la création de l'ÉPRUS, en 2007, on y stockait les médicaments contre la grippe. Ils étaient régulièrement renouvelés. Il y a donc eu une ébauche, mais malheureusement, tout s'est arrêté en cours de route.

Il y a également nécessité de réformer le partenariat entre le public et le privé. Il faut que le secteur privé annonce le nombre de lits dont il dispose en cas d'urgence sanitaire afin que, dans chaque région et chaque zone de défense, on sache exactement à qui s'adresser pour avoir des transferts et des transports rapides. Ce serait l'un des rôles de l'ÉPRUS.

Au cours de cette pandémie, on a bien vu que les collectivités locales remplissaient leur rôle. Les régions ont d'ailleurs acheté leurs propres masques, à destination de leur population. Masques qui venaient d'ailleurs de Chine... Depuis, le cap a été rétabli, à retardement, et plusieurs entreprises françaises fabriquent à nouveau des masques chirurgicaux. Mais c'est une activité « en yo-yo », car en fonction des vagues épidémiques, certaines usines ont rapidement fermé. Il est normal que des entreprises françaises soient capables de fabriquer le matériel de protection et que les collectivités locales, en fonction de leur nombre d'habitants, puissent avoir à disposition des stocks, répartis dans les mairies, les préfectures, les sous-préfectures, l'administration, ou bien directement auprès des élus locaux. Les régions ou les départements géreraient des stocks mis à disposition par l'État stratège. On ne fait pas la guerre sans munitions. Dans cette guerre contre les virus, les munitions doivent être gérées au plus près du terrain. Tout cela peut donc se faire au niveau des collectivités locales.

En 2010, on avait fourni aux professionnels de santé – médecins, pharmaciens, dentistes, etc. – un lot de masques. Le rôle d'un pharmacien est de délivrer des médicaments. Il est en relation avec ce que l'on appelle des répartiteurs qui, tous les jours, au volant de leurs fourgons, livrent ces médicaments, car on ne les stocke pas dans les pharmacies. Il faut déployer la même chose pour le matériel, afin que les pharmaciens en aient ainsi à disposition, sur simple commande, et que les répartiteurs n'aient plus qu'à transporter.

Ce matériel doit aussi être mis à disposition des municipalités, des médecins et des infirmiers. S'ils ne veulent ou ne peuvent pas les garder dans leurs cabinets, qu'ils puissent au moins immédiatement aller les chercher chez le pharmacien le plus proche. C'est tellement simple, cela s'appelle un maillage territorial de défense.

Tout ce matériel est indispensable à la protection. Masques et tests ont été essentiels dans notre vie quotidienne, au cours de l'épidémie de COVID-19, de même que les dispositifs qui permettaient d'accomplir les gestes barrière. Il est donc nécessaire d'anticiper pour les hôpitaux et pour les collectivités.

Il faut ainsi rétablir l'ÉPRUS et prendre appui sur les répartiteurs : il s'agit d'une chaîne humaine professionnelle qui délivrerait matériel et médicaments sur l'ensemble du territoire, au plus près des citoyens et des besoins. Mais cela ne peut se faire que dans les régions, à partir des zones de défense, et non plus par la Direction générale de la santé du ministère.

Mise en place d'un Conseil de défense sanitaire

Dans ce domaine, j'ai été un peu précurseur en présentant, le 20 décembre 2007, la proposition de loi n°3540 visant à renforcer la coordination contre les risques épidémiques. Je proposais que, dans chaque région, on envisage un Conseil régional de défense sanitaire. En préambule de ce projet de loi, je faisais remarquer « *l'inadaptation des structures administratives françaises actuelles qui veut que les moyens matériels et humains les plus importants soient entre les mains des collectivités territoriales ou de l'armée, insuffisamment associés aux réflexions en cours* ». Je notais également que « *les pouvoirs juridiques appartiennent aux préfets des départements, mais l'échelon administratif de programmation et de gestion hospitalière se situe au niveau régional, etc.* ». J'écrivais aussi que « *la réflexion sur les procédures pour associer les citoyens à la prévention et à la gestion du risque ne peut pas être conduite depuis Paris, car les problématiques sont complètement différentes en milieu très urbanisé et en zone rurale. Il en est de même pour les médias, car le rôle considérable de la presse quotidienne régionale n'est pas toujours appréhendé dans une vision parisienne des médias.* ».

L'épidémie de COVID-19 a montré à quel point cette proposition de loi visait juste. J'avais été amené à y réfléchir au moment de la rédaction du rapport sur le risque épidémique, avec la sénatrice Marie-Christine Blandin et de mon rapport sur la mission d'information sur la grippe aviaire.

Sur la base des sept zones de défense en métropole, j'avais imaginé un quatuor de gouvernance composé du préfet de zone, du président de la région, du directeur de l'Agence régionale de santé, d'un représentant médical ainsi que d'un représentant du secrétariat régional de la Défense nationale. Car si vraiment un événement sanitaire gagne toute une région, il faut une personne capable de piloter la logistique. Or, qui mieux qu'un militaire peut remplir ce rôle ? Les militaires maîtrisent également les questions liées au transport : ils sont capables de décliner la logistique et les transports sur le plan local. D'où l'idée d'impliquer la Défense nationale dans cette gouvernance. Dans la crise liée à la COVID-19, les militaires ont été appelés très tardivement. Cela fait partie de ces points qui ne pourront plus se dérouler comme avant.

Dans le préambule de cette proposition de loi écrite en 2006, je faisais remarquer que « *les institutions existantes et en particulier le Haut Conseil de santé publique ne sont pas nécessairement qualifiées pour appréhender le risque épidémique dans ses aspects autres que médicaux. Or une pandémie humaine grave implique la mobilisation de tous les moyens dans tous les secteurs, du transport en passant par l'éducation, etc. Mais à l'heure actuelle, nous ne voyons pas quel organisme pourrait aujourd'hui réunir l'ensemble des acteurs concernés* ». Cela fait partie des errances qui, au début de l'épidémie de COVID-19, ont donné ce sentiment qu'il n'y avait pas de pilote dans l'avion, comme l'a écrit le Professeur Didier Houssin dans son essai intitulé *L'Ouragan sanitaire* (Éditions Odile Jacob, mai 2021). Rappelons que le Professeur Houssin a présidé le Comité d'urgence COVID-19 de l'OMS : il a été un fin observateur de cette épidémie et de la gestion de cette crise.

Sur les conseils avisés du Professeur François Bricaire, infectiologue, ancien chef du service maladies infectieuses et tropicales de la Salpêtrière, j'ai plaidé pour que « *la préparation au risque épidémique ne soit pas entièrement pensée au niveau central* ». Dans cette version décentralisée, je proposais la création d'un haut conseil du risque épidémique et biologique. À l'époque, je n'ai pas été entendu et ma proposition de loi n'a pas eu de suite. Or, la crise sanitaire liée à la COVID-19 est bel et bien passée par là et voilà qu'au cours de l'été 2022, Emmanuel Macron nomme un Comité de veille et d'anticipation du risque sanitaire, qui est venu remplacer le Conseil scientifique COVID-19. À la tête de cette nouvelle instance, le Président a placé le Professeur Brigitte Autran, spécialiste du VIH, directrice du département d'immunologie de La Pitié Salpêtrière. C'est d'ailleurs dans cet hôpital que je l'ai connue.

Il est regrettable que l'on commence seulement à réfléchir à cette question de l'anticipation des risques sanitaires et de leur gestion alors que la question était sur la table depuis plusieurs années. Ma proposition de loi visait à « *inscrire dans la durée les efforts remarquables engagés par le gouvernement par la mise en place d'une administration sanitaire exclusivement dédiée à la gestion des crises graves dans toutes leurs dimensions* ».

Il a fallu que nous nous retrouvions confrontés à une crise sanitaire grave pour nous rendre compte que notre organisation, telle qu'elle était jusque-là pensée, ne pouvait résister à l'épreuve des faits. Le pas est enfin franchi.

Développement de la veille sanitaire

Les citoyens doivent avoir la possibilité d'être informés très régulièrement, en toute transparence, par une veille sanitaire. Je pense qu'il est possible de disposer de suivis épidémiologiques dans chaque région. Chaque ARS dispose de statistiques établies par des scientifiques : cela pourrait permettre de procurer au public des études épidémiologiques très régulières, peut-être à un rythme mensuel. Il existe des études sur la qualité de l'air, portées à la connaissance du public notamment par Lig'Air ou par le RNSA (Réseau national de surveillance aérobiologique). Il existe également des études sur la qualité de l'eau potable, mise à disposition sur le site du ministère de la Santé, mais également dans chaque mairie. Vous n'ouvrez pas une piscine sans qu'il y ait eu au préalable une analyse de l'eau, diligentée par l'ARS. La population peut se tenir informée sur ces sujets. Chacun est libre de consulter ou non ces informations, mais elles ont le mérite d'être portées à la connaissance du public en toute transparence. Il faut envisager la même chose en matière d'épidémiologie. À l'heure actuelle, on a une veille sanitaire seulement lors de la vague de grippe et de gastro-entérite, en octobre. À ce moment de l'année, on nous annonce les chiffres région par région, avec de belles courbes. Il faut reproduire ce même modèle toute l'année, pour d'autres pathologies. L'eau peut être infectée par des colibacilles ou par des entérocoques ; en hiver, vous avez les virus de la bronchiolite et bien sûr, il peut arriver qu'un virus que l'on ne connaît pas émerge, comme ce fut le cas en 2019. Il faut donner ces informations en toute transparence, libre à chacun de lire et d'écouter ou non ce type d'annonce diffusée par les médias. Si on ne le veut pas, on éteint sa radio ou sa télévision, on ferme son journal, on éteint son ordinateur. Ces informations ne sont pas faites pour affoler la population, mais pour l'informer, pour dire, mois après mois, quels sont les risques liés à tel ou tel virus, et ils sont nombreux ! Il faut donc en venir à établir des cartographies épidémiologiques, mises à disposition de chacun. Il ne faut pas attendre le moment où tout va mal pour s'y intéresser.

Relocaliser la fabrication des médicaments

Il va enfin falloir relocaliser toute la fabrication des médicaments. Il faut réindustrialiser notre pays. Nous avons été sur le podium des pays producteurs de médicaments pendant de nombreuses années. À présent, nous sommes autour de la dixième. Sur une centaine de nouveaux médicaments autorisés par l'Agence européenne des médicaments, seuls cinq ou six sont fabriqués en France. Actuellement, les principes actifs viennent d'Asie, de Chine, d'Inde : on dit d'ailleurs que l'Inde est le laboratoire pharmaceutique du monde. Les principes actifs sont tous dans ces pays d'Asie du Sud-Est. Ils arrivent ensuite chez les industriels pharmaceutiques, dans de grands laboratoires qui sont des entreprises multinationales. Cela signifie que les nouveaux médicaments ne sont plus fabriqués en France. Que représentent cinq médicaments nouveaux sur une centaine ? Tout cela parce qu'on a désindustrialisé localement du fait de la mondialisation de la fabrication des médicaments : tout se passe en Asie du Sud-Est. L'Europe s'est laissé distancer. Là aussi, il faut que l'on réinvestisse dans ce domaine – c'est un investissement important – afin que les entreprises pharmaceutiques telles que Pasteur, Sanofi, Pierre Fabre, etc., s'agissant des entreprises françaises, mais aussi Novartis, Roche, Pfizer pour les entreprises européennes, fassent revenir les principes actifs, qui sont la source des médicaments, leur naissance. Auparavant, ces principes actifs étaient synthétisés dans les usines françaises. Il faut donc recréer une industrie des principes actifs en France, afin d'arrêter leur importation massive depuis les pays du Sud-Est asiatique.

De nombreux chercheurs sont français, mais ils n'exercent pas leur métier en France. Il faut donc aussi faire en sorte de garder nos chercheurs. Mais ça, c'est peut-être malheureusement une cause perdue.

Partie V :

Quelle santé en 2050 ?

Sur ce sujet, le Professeur Guy Vallancien a apporté sa vision dans un essai intitulé *La Médecine sans médecin*. Dans ce livre paru en 2015, cet éminent professeur d'urologie, par ailleurs membre de l'Académie de médecine, a forcé le trait, avec peut-être l'objectif de faire réagir. Pour ma part, ma vision est plus nuancée.

J'ai confiance dans le progrès, les nanotechnologies, les biotechnologies, les sciences cognitives, qui devraient nous conduire vers une prise en charge toujours meilleure des souffrances et du handicap. J'espère que la médecine régénérative ouvrira des possibilités qui pour le moment relèvent de l'anticipation.

Surtout, je crois en la télémédecine. Son usage est crucial pour apporter une réponse médicale dans le cadre de l'aide médicale d'urgence par les services du 15. Elle permet la téléexpertise : là où mon père faisait venir de loin de grands spécialistes auprès de ses patients dont les cas étaient les plus difficiles, la téléexpertise permet de solliciter à distance l'avis d'experts médicaux. La télémédecine comporte également un volet de télésurveillance médicale afin d'interpréter à distance les données nécessaires au suivi médical d'un patient ; ainsi que la téléassistance médicale qui permet à un professionnel médical d'assister à distance un autre professionnel de santé au cours de la réalisation d'un acte. Mais pour le quotidien de nos concitoyens, la télémédecine peut pallier le manque de médecins dans les déserts médicaux.

Je me bats pour la télémédecine depuis 2010. À ce sujet, j'ai eu une oreille attentive de la part de Mme Buzyn puis de la Région Centre-Val de Loire, de l'ARS et d'une startup, mais on est encore très loin du compte au regard des besoins. Le Loiret a été le berceau de la télémédecine. Dans la circonscription de Montargis comme ailleurs en France, des maires avaient mis tous leurs espoirs dans des maisons de santé. Ils ont investi, mais elles n'ont pas réussi à attirer de médecins. J'ai expliqué dans un chapitre précédent les raisons qui mènent à cette impasse. J'ai incité les maires de ma circonscription, située à l'est du Loiret, dans un désert médical, à réorienter leur projet initial, afin de se lancer dans un projet de consultations par visioconférence en utilisant les locaux et le matériel de ces maisons de santé.

Soyons clairs, il ne s'agit pas de consultations en « télécabines », mais de véritables cabinets de téléconsultation, en présence d'un infirmier ou d'une infirmière, tandis que le médecin est de l'autre côté de l'écran, parfois à l'autre bout de la France.

J'ai travaillé pour que soit signée une convention afin que la rémunération du personnel infirmier soit prise en charge par l'ARS et l'assurance maladie ; la région a quant à elle pris en charge le matériel tandis que la commune fournissait les locaux. Les premiers centres de ce type ont été ouverts avec difficulté, mais ils ont pris leur essor au moment de l'épidémie de COVID-19. J'ai donné l'impulsion de départ et nous en avons actuellement une dizaine sur le Loiret, alors qu'il en faudrait une bonne cinquantaine pour que soit retissé le maillage qui s'est plus que distendu. Pour cela, il faudrait un plan Marshall de la santé, pour reprendre l'expression de Ghislaine Alajouanine, présidente du Haut Conseil français de la télésanté.

État et collectivités vont devoir mobiliser des financements majeurs afin d'implanter et développer ces centres municipaux de téléconsultation partout où il y a des déserts médicaux. Pour autant, cela ne remplacera pas la présence de médecins sur les communes en question, car l'idéal reste que chaque patient puisse avoir recours à son médecin généraliste. En attendant que cet aspect du problème soit peut-être réglé en 2050, ces centres de téléconsultation placés sous l'égide des municipalités constituent un supplétif destiné à améliorer l'accès aux soins, réduire les temps d'attente avant d'obtenir une consultation, et désengorger les hôpitaux.

En attendant, d'ici 2050, l'espérance de vie aura continué de progresser : les nouvelles technologies médicales devront permettre de vieillir en bonne santé. Cet enjeu est majeur. On pourra compter sur les « médicaments intelligents », qui s'adapteront à l'organisme du patient, afin d'être plus actifs avec un minimum de toxicité. L'implantation d'un cœur bioprothétique ne fera plus la une des médias, car cette intervention sera devenue courante. Nous produirons aussi de la peau et du sang artificiels. La médecine aura changé et son exercice aussi : le rôle du médecin devra être repensé afin de trouver de nouveaux équilibres tout en continuant d'exercer une médecine personnalisée et participative. Mais il faudra faire face à de nouveaux problèmes éthiques, à la confidentialité des données, aux maladies de civilisations, à l'émergence de nouvelles maladies infectieuses. Enfin, il faudra encore et toujours relever l'enjeu du financement de la santé. Face aux écueils de l'individualisme et des communautarismes, il faudra que les progrès profitent à tous, quels que soient l'âge, la catégorie sociale et la région d'habitation.

Partie VI :

La médecine pour ADN

Une dynastie de médecins

J'ai la médecine dans la peau. Elle a été l'objet de toutes mes préoccupations dans ma vie professionnelle, puis dans ma vie politique à laquelle j'ai mis un terme en juin 2022. L'instinct de la médecine ne m'a jamais lâché, car je pense que l'on reste médecin toute sa vie. Cela me tient toujours au cœur et aux tripes et c'est ce qui m'a poussé, dans ma carrière politique, à essayer de m'occuper autant que possible des problèmes de santé que ce soit ceux des citoyens, des assurés, mais aussi ceux du système de santé français. Au terme de mon quatrième mandat de député, les deux tomes du livre de ma carrière – le premier tome étant professionnel ; le deuxième, politique – se sont refermés. Ce livre rend compte de ce qui a été effectivement réalisé au cours de cette carrière qui a commencé alors que j'avais vingt ans et qui s'est terminée aux alentours de mes quatre-vingts ans.

Je suis issu d'une dynastie de médecins, la médecine est au cœur de chacune de mes cellules. J'ai très souvent en tête l'histoire de mon père et de mon grand-père, eux aussi médecins. À nous trois, nos vies traversent trois siècles : les XIXe, XXe et XXIe siècles. Mon grand-père était médecin au tournant des XIXe et XXe siècles ; la carrière de mon père s'est ancrée au cœur du XXe siècle ; la mienne aura connu la fin du XXe siècle et le début du XXIe. Je les ai connus tous les deux et je me souviens de la façon dont ils ont travaillé, comment cela se passait à leur époque, car l'exercice de la médecine a énormément changé. Mon père et mon grand-père ont tous deux été pris dans les deux conflits mondiaux durant lesquels ils étaient médecins militaires.

André, mon grand-père paternel, était médecin de médecine générale, à Septmoncel, petit village du Jura situé près de Saint-Claude. Il était venu s'y installer un peu avant la Première Guerre mondiale, durant laquelle il a été médecin militaire. Il était né en 1878 à Bucarest, en Roumanie, pays qu'il a quitté aux alentours de 1880-1885. Sur son parcours, je n'en sais guère plus que ce qui est écrit sur sa fiche d'activité médicale enregistrée auprès du Conseil de l'Ordre : son certificat d'aptitude obtenu le 3 décembre 1903, puis sa thèse, obtenue le 4 février 1904. Il a obtenu ses diplômes auprès de la faculté de médecine de Paris. Dès février 1904, il s'est installé à Pontarlier, dans le Doubs. Dans la foulée, en septembre 1904, il a épousé Lucie, une Française, ma grand-mère. Ensemble, ils ont eu trois enfants : mon père, Michel, né à Septmoncel en 1911, et mes deux tantes. À partir de novembre 1906, il est parti exercer à Septmoncel qui comptait alors 1 300 à 1 400 habitants, puis à partir de novembre 1913, du côté de Thonon-les-Bains, en Haute-Savoie.

En 1914, mon grand-père a été mobilisé : il est parti exercer en tant que médecin militaire. Ses actes de courage lui ont valu la Légion d'honneur et la croix de guerre. Après la démobilisation, il s'est installé à Paris où il a repris ses études afin de se spécialiser en stomatologie. Il était installé sur l'île de la Cité, pas loin de Notre-Dame. Je garde le souvenir d'un homme tout en rondeur, tant sur le plan de son physique que dans son caractère. Il portait toujours le costume et le nœud papillon, comme beaucoup de médecins de cette génération, et il recevait ainsi ses patients. Il avait toujours l'air serein, mais il était peu disert sur son histoire personnelle, sur ce qui l'avait conduit à quitter la Roumanie. Il est décédé en 1950, alors qu'il avait 72 ans. Il est enterré au cimetière du Père-Lachaise.

Mon père a alors fait venir ma grand-mère à Sully-sur-Loire, afin qu'elle ne reste pas seule à Paris. Elle habitait une maison située dans la rue Jules-Ferry, la même rue que la nôtre. Dans cette rue, quand j'étais enfant, on jouait avec ma sœur. Nous étions libres, il n'y avait pas de circulation. On faisait du vélo, du patin à roulettes, du cyclorameur et je faisais la navette entre notre maison et celle de ma grand-mère. Nous allions la voir régulièrement, il y avait toute une vie familiale. Ma grand-mère a fini ses jours dans cette maison. J'avais dix ou douze ans quand elle est décédée.

Mon père était quant à lui interne en pédiatrie chez Robert Debré, le grand Robert Debré, l'un des fondateurs de la pédiatrie moderne ! Pendant la guerre – la Seconde Guerre mondiale – mon père faisait partie de la VIIIe armée du général Laure. Il était dans une unité qui s'appelait la HoE 9. Il a été fait prisonnier au col de Bussang, un épisode que relate Roger Bruge, écrivain, journaliste et historiographe militaire dans son tome 3 des *Combattants du 18 juin (L'Armée broyée).* Dans ce livre reconnu pour la qualité du travail de son auteur, il est question du Lieutenant Michel Door, à la tête d'un peloton à Bussang. Avec des infirmières et des infirmiers, il avait trouvé refuge dans un presbytère où il recevait les blessés. Quand ils ont commencé à entendre les bombardements autour d'eux, mon père est resté dans le presbytère, avec des blessés tandis qu'un infirmier est parti avec d'autres blessés sur la route, afin de les conduire vers un hôpital et les sauver. Cet infirmier a été arrêté par des militaires allemands qui, voyant les blessés, ont laissé passer le véhicule. Mais au cours d'un autre voyage, on ne les a pas laissés passer. À partir de là, l'armée allemande a broyé la commune de Bussang, en même temps que toute la VIIIe armée. Cet événement a eu lieu le 18 juin 1940. Le 22 juin, les militaires français ont rendu les armes : le combat était terminé. C'est ainsi que mon père s'est retrouvé prisonnier dans un *oflag*, près de Nuremberg. Les *oflags* étaient des camps de prisonniers réservés aux gradés. La « discipline » qui y régnait était encore plus rude que dans les stalags, camps destinés aux prisonniers non officiers. Il y est resté un an avant de réussir à s'évader, il n'a pas été rattrapé. Il est passé par Paris avant de partir vers le sud de la Loire, en direction de la zone libre. Trois ans après son arrivée à Sully-sur-Loire, la ville était à son tour bombardée, mais par des bombardiers américains qui ciblaient le pont routier et le pont ferroviaire. Comme mon grand-père, mon père a reçu la croix de guerre pour ses actes de courage.

Mon père est arrivé à Sully-sur-Loire en 1941. Avec ma mère, il a loué une maison où ils sont restés pendant toutes les années d'Occupation. Je suis né en 1942 : il suffit de faire les calculs pour se rendre compte qu'il n'a pas tardé à me mettre en route ! Ma sœur, quant à elle, est née en 1944. En l'espace de deux années, entre 1942 et 1944, mon père a fondé sa famille. Gien et Sully ont subi d'importants bombardements pendant la Seconde Guerre mondiale. Au moment de la Libération, toute la population de Sully avait été rassemblée à l'intérieur du château. Mais mon père et ma mère n'étaient pas parmi eux. Ma mère avait trouvé refuge avec nous dans une ferme à la sortie de Sully, sur la route de Neuvy-en-Sullias, tandis que mon père faisait la navette entre cette ferme et Sully, où il continuait de rendre visite à ses patients. Mais pour se rendre d'une rive à l'autre, il avait recours aux services d'un passeur de Loire, car on ne traversait plus qu'en barque : le pont avait été démoli en 1940 par l'armée française, pour tenter de contenir l'invasion allemande. Les pains de dynamite avaient d'ailleurs été posés par un jeune lieutenant du nom de Georges Pompidou, qui a consigné cet épisode dans ses carnets ! J'ai gardé le souvenir de la ferme où ma mère a été, un temps, cachée avec nous, ses enfants. On l'appelait « la ferme Bedu » du nom de la famille des fermiers. Ma sœur était née peu de temps auparavant, à Coullons, et on vivait dans la paille, cachés dans une grange de cette ferme. Plus tard, quand il m'est arrivé de remplacer mon père, j'y suis souvent retourné : c'était pour moi un grand plaisir et je me rendais compte de ce que mes parents avaient vécu. Le maquis de Lorris, le plus important du département du Loiret, était tout proche.

Au cours de cette période trouble, mes parents ont hébergé un parachutiste anglais. C'est un peu la même histoire que dans le film *Le Jour le plus long*. Un avion anglais passe au-dessus d'un village, il est abattu et les membres de l'équipage sont parachutés. Mon père était lié à la résistance : il a recueilli l'un des parachutistes et l'a caché dans ma chambre où ma mère lui apportait à manger. J'avais à peu près deux ans. Mon père m'a raconté que ce soldat avait brûlé tous les papiers qui pouvaient permettre de l'identifier. Quelques jours plus tard, mon père a reçu l'ordre de l'emmener à la gare de Sully. Un ou deux autres parachutistes avaient été cachés par d'autres familles : tous ont été pris en charge par les réseaux de résistance et le train est parti. On n'a jamais eu de nouvelles d'eux jusqu'à ce qu'un jour de 1987, mon père reçoive un courrier émanant de la Royal Air Force, qui le remerciait en ces termes :

> *« J'aimerais si possible, à présent que le nombre diminue, que vos « helpers » sachent que ce n'est pas seulement ceux qu'ils ont nourris, aidés et guidés vers l'Angleterre qui sont pleins de reconnaissance. J'ai pris part à la première de mes 75 missions avec la Royal Air Force en août 1941, à la dernière en mai 1945. Pendant chacune de ces missions – je sais que je parle pour la majorité de mes camarades – je me sentais réconforté de savoir que là, en bas, dans l'obscurité, vivaient beaucoup de personnes incroyablement courageuses face à la mort ou pire, pour m'aider si j'étais abattu. Cette connaissance de secours possible en cas de nécessité, c'est toujours un immense réconfort moral pendant les années de guerre. Ainsi donc, merci, merci, merci, amis intrépides, de la part d'un ancien aviateur qui heureusement n'a jamais eu besoin de votre secours effectif, mais qui en a quand même profité largement ».*

Ce message a été envoyé plus de 40 ans après la fin de la guerre. On peut imaginer qu'aux moments des faits, l'expéditeur avait dans les 25 ans et qu'il a envoyé ce message alors qu'il avait entre 65 et 70 ans. Ce mot m'a été confié par mon père, parmi ses documents. J'ai encore le souvenir ténu de ce parachutiste qui jouait avec moi, enfermé dans ma chambre. J'étais petit, mais je garde aussi le souvenir des bombardements sur Sully, puis celui de la ville détruite, car il a fallu du temps pour reconstruire. J'allais alors à l'école communale, d'abord dans les préfabriqués, puis dans l'école reconstruite.

Après la guerre, à Sully comme dans les autres villes qui avaient subi des bombardements, il y a eu ce que l'on a appelé les indemnisations. Mon père a ainsi pu bénéficier d'un terrain situé derrière le château. Il y a fait construire sa maison dans laquelle il a installé son cabinet médical et il y a vécu jusqu'à son décès.

J'avais douze ans quand nous avons emménagé dans cette nouvelle maison. C'était l'année de mon entrée au lycée à Orléans. Les établissements que l'on appelait alors « lycées » regroupaient ce que l'on appelle actuellement le collège et le lycée : on y entrait vers 11 ou 12 ans pour les quitter vers 18 ans, le bac en poche.

Mon père était gaulliste dans ce département du Loiret où s'exprimait majoritairement la droite républicaine. Bien sûr, il y avait des socialistes et des communistes, mais ces courants restaient en arrière-plan. Au cours de sa vie, mon père a été tenté de se lancer en politique. C'était en 1967. Il était ulcéré par le sort du château et ruminait sa colère, car il ne voulait pas que ce majestueux édifice, juste à côté duquel nous habitions, soit vendu à un particulier. Il a présenté sa candidature pour devenir conseiller général. Il a mené campagne, mais c'est le maire sortant de Sully, Albert Cossonnet, qui a été élu. Mon père n'a fait qu'une seule tentative électorale. Par la suite, il m'a déconseillé de me lancer en politique : « Il n'y a que des coups à prendre », disait-il. Une trentaine d'années plus tard, je me lançais pourtant à mon tour, d'abord comme conseiller municipal en 1986, puis comme tête de liste en 2001.

Mon père a fait toute sa carrière en médecine générale. J'ai encore le souvenir très présent d'un médecin qui travaillait très intensément depuis son domicile. Ma mère était la secrétaire, elle faisait tout à la maison : elle s'occupait des enfants, de la cuisine, du cabinet. Elle faisait le ménage aussi, même si une femme de ménage venait régulièrement pour l'aider. C'était ainsi sept jours sur sept, nuit et jour, car à l'époque, les médecins généralistes assuraient les urgences, y compris de nuit. Mon père avait un exercice très complet de son métier : il savait faire les plâtres, les sutures ; il faisait aussi des radios dans le petit centre de radiologie de Sully et bien sûr, comme cela se faisait dans ces années-là, il s'occupait aussi des accouchements. Il m'a dit qu'il estimait avoir pratiqué entre 2 000 et 2 500 accouchements.

En ce temps-là, on accouchait dans les fermes et à domicile, c'était la norme. Par chance, il n'a jamais eu de problème. Il était également médecin du sport et s'occupait entre autres du club de football de Sully. Les médecins généralistes faisaient alors également un peu de pharmacie d'appoint : dans le cabinet, il y avait quelques médicaments qui permettaient de dépanner immédiatement le patient, même s'il y avait aussi des pharmacies de ville. Sully, chef-lieu de canton, comptait deux officines et deux médecins généralistes. Aujourd'hui, les choses ont changé : à Sully, il y a six ou sept médecins – généralistes et spécialistes –, trois pharmacies et l'on nous dit que ça ne va pas. À l'époque, ça se passait correctement.

Mon père a été l'un des premiers médecins du Loiret à créer un « cabinet de moyens ». On les appelait ainsi, car les médecins associés y mettaient en commun leurs moyens. Pour le cabinet de Sully-sur-Loire, il s'était inspiré de l'exemple de Châtillon-Coligny, autre petite ville de l'est du Loiret. Mon père est aussi le fondateur du Lions Club de Sully-Gien : il en a été le président pendant plusieurs années. Cette fonction ainsi que ses activités au sein de son syndicat de médecins induisaient pas mal de déplacements. Mon père était un homme souriant, très convivial, mais avec toujours de la tenue ; il attirait, car c'était une personnalité rayonnante. Bien sûr, avec ma sœur, il nous arrivait de râler après son autorité paternelle. Mais au niveau relationnel, c'était quelqu'un qui suscitait naturellement la sympathie, d'où son activité au Lions Club. Il n'était pas très grand, mais il dégageait une très grande force morale, et beaucoup d'empathie. Il avait de l'aura et nombre de personnes gravitaient autour de lui. Il n'allait pas les chercher : les gens venaient naturellement vers lui. Nous avions donc toujours beaucoup d'amis à la maison. Cela contrastait avec notre peu de relations familiales : l'éloignement géographique faisait que nous ne voyions pas beaucoup nos cousins et cousines. Je me souviens notamment que Paul Masson, alors préfet de région et préfet du Loiret, puis sénateur, venait régulièrement chez nous, de même qu'Henri Duvillard, député du Loiret de 1958 à 1978 et ministre des Anciens Combattants et des Victimes de guerre de 1967 à 1972. Du côté de la sphère médicale, il arrivait que mon père fasse venir à Sully-sur-Loire d'éminents professeurs afin de solliciter leur avis pour des patients dont le cas était difficile. Je me souviens avoir ainsi vu le Professeur Charles Dubost, pionnier de la chirurgie cardiothoracique, ainsi que le Professeur Claude Bétourné, doyen de la faculté de Paris et médecin à la Pitié Salpêtrière. J'ai par ailleurs eu ma chambre d'étudiant chez le Professeur Bétourné, dans son appartement parisien, alors que j'étais en première année de médecine. Le Professeur Jacques Decourt, professeur de clinique endocrinologique et membre de l'Académie nationale de médecine, était un autre ami de mon père. J'ai fait mes premiers stages dans son service. Tous ces médecins étaient des personnalités du monde médical dans l'entourage desquelles mon père gravitait. Il les avait connus alors qu'il était interne chez le Professeur Robert Debré. C'est de là que venaient toutes ces relations avec d'importantes personnalités du monde médical. Dans son cabinet, il avait exposé les portraits de Robert Debré, de Charles Dubost et de Claude Bétourné, trois personnalités qu'il considérait comme ses maîtres.

Mon père aura exercé à Sully-sur-Loire depuis 1941 et jusque dans les années 90 : il approchait de ses 80 ans quand il a fini par prendre sa retraite. Il a pris un successeur en la personne du Docteur Jacques Ferling. Ma mère est décédée en 1985 et mon père en 1995, alors qu'il avait un peu plus de 80 ans. Nous avons vendu la maison familiale quelques années plus tard, à grand regret, car nous y avions vécu de longues années. Mon père et ma mère sont tous deux enterrés à Sully-sur-Loire, de même que mon fils aîné, décédé prématurément en 2008.

Les jeunes années

Après l'école communale, je suis parti à Orléans, où j'étais inscrit au lycée Pothier. J'y ai été pensionnaire dès mes douze ans, en 1954, et jusqu'en 1960. J'ai passé toute ma scolarité dans cet établissement. Il y avait deux baccalauréats à l'époque. J'ai passé mon premier bac en section moderne et le deuxième, en sciences expérimentales : j'étais déjà animé par l'envie de faire des sciences. Le lycée était alors situé rue Jeanne-d'Arc. Depuis, il a changé d'adresse, mais quand je vais à Orléans, il m'arrive encore de passer devant son ancien emplacement.

Quand on était interne, on sortait le vendredi soir et on rentrait le dimanche soir. Je faisais beaucoup de sport, car c'était la seule sortie. Chaque jeudi, je me rendais ainsi au stade de la Vallée, un stade situé au nord d'Orléans. J'y pratiquais principalement le football et l'athlétisme. Quel que soit le sport, cela permettait de prendre l'air et de s'échapper de l'enceinte du lycée. De temps en temps, il arrivait que mes parents viennent le jeudi à Orléans et m'accompagnent pour acheter quelques vêtements. Quelques fois, il m'arrivait de faire une escapade dans la rue Jeanne d'Arc où se trouvaient les *Magasins Francis*, une enseigne rachetée dans les années 70 par le groupe Monoprix. Les Orléanais appelaient ce magasin « Chez Bruerre », du nom de famille des propriétaires. J'allais donc « chez Bruerre » acheter des bonbons. On ne peut pas dire que j'avais pour habitude de faire le mur, mais cela m'est tout de même arrivé deux ou trois fois, par l'arrière du lycée. Je descendais alors la rue Sainte-Catherine, pour prendre un peu l'air. Mais au moment des fêtes de Jeanne d'Arc, temps fort de la cité johannique, nous avions tous un droit de sortie. Il y avait aussi les soirées du bac : bacheliers ou non, tous les élèves se retrouvaient à cette soirée de bal, qui venait couronner l'épreuve. Ma connaissance d'Orléans se limitait alors à cela.

Mes études se sont bien passées, je n'ai jamais redoublé, je suis allé jusqu'au deuxième bac sans problème. Bien sûr, j'ai eu l'angoisse de l'échec, au premier comme au deuxième bac, comme dans tous ces moments où l'on attend avec impatience les résultats. Cela fait partie de ces choses qui n'ont pas changé de nos jours.

J'avais de bonnes relations avec les autres élèves et j'ai gardé des contacts avec certains d'entre eux. Je me souviens d'un élève qui s'appelait Antoine Carré. Par la suite, il est devenu médecin ORL à Orléans et député du Loiret. Il était dans la classe juste « en dessous » de la mienne, puisqu'il est né en 1943, un an après moi. J'ai aussi le souvenir de Robert Hatton qui par la suite s'est installé à Montargis comme stomatologue tandis que son frère était kinésithérapeute. Ils étaient tous deux originaires de Beaune-la-Rolande. Nous étions également ensemble au lycée, à une classe près. Il y avait donc déjà toute une partie du futur microcosme médical du Loiret, que j'ai été amené à croiser sur ma route par la suite. Quand nous nous retrouvions, nous évoquions toujours nos souvenirs de lycée.

J'ai eu la deuxième partie de mon bac en 1959 et dès 1960, je présentais la première partie des études de médecine, que l'on appelait alors le PCB pour « Physique, chimie, biologie ». C'était à la faculté de Jussieu, dont on a beaucoup parlé ces dernières années à cause de l'affaire de l'amiante.

Après le deuxième bac, il fallait partir s'inscrire à la faculté. Mon père m'a dit : « Tu vas y aller avec ta mère, elle va t'accompagner en 2 CV jusqu'à Paris, après tu te débrouilleras : elle te reprendra le soir. Tu iras à la faculté de pharmacie, car il faut que tu étudies la pharmacie : c'est un métier d'avenir. Le métier de médecin va devenir très difficile. La médecine va changer, il vaut mieux que tu sois pharmacien plutôt que médecin : tu seras beaucoup plus tranquille. » C'était son leitmotiv. Je me suis effectivement rendu à la fac de pharmacie à Paris, dans le 6e arrondissement, et on a commencé à m'expliquer comment allaient se dérouler mes études : il fallait que je me prépare à l'idée de faire une année de stage dans une pharmacie ; ensuite seulement je viendrai à la Faculté, pour l'enseignement. Mais moi, je voulais vraiment être médecin. Je suis donc parti de la faculté de pharmacie pour me rendre à celle de médecine, située à Odéon, rue de l'École-de-Médecine. J'ai demandé un dossier d'inscription que j'ai tout de suite rempli et je suis rentré le soir à la maison. Mon père m'a demandé dans quelle pharmacie j'allais travailler : « Si tu veux, on peut en trouver une dans le coin pour faire ton stage » « Non, Papa, j'ai fait un autre choix : je veux faire médecine » « Mais quel idiot ! Il ne fallait pas ! Eh bien, puisque c'est fait à présent, tu n'as plus qu'à travailler ». C'est ainsi que cela s'est passé. C'était dans le courant de l'année 1960.

L'étudiant

À partir de là, je suis entré en PCB où je suis resté une année. On travaillait dans de petits amphithéâtres où l'on pratiquait la physique et la chimie par groupes de deux, « en binôme ». J'avais pour binôme un dénommé Alain Calmat. Né en 1940, il était de deux ans mon aîné. On était l'un à côté de l'autre, on travaillait ensemble, mais c'était quelqu'un de distant, de renfermé : nos relations se cantonnaient aux études. Nous avions des vies très différentes, chacun de son côté. Avec mon cercle d'amis, nous nous retrouvions dans les cafés du Quartier latin, dans des soirées festives ou bien nous allions voir des westerns au Champollion, à deux pas de la Sorbonne. Lui, on ne le voyait jamais. Par la suite, j'ai compris pourquoi. Au début de l'hiver 1960, je ne le vis plus. Les jours passaient, il était toujours absent. Je travaillais donc tout seul. Un samedi de février 1960, alors que j'étais rentré à la maison et que je regardais les Jeux olympiques de Squaw Valley à la télévision, je découvris qu'Alain Calmat – mon binôme ! – était patineur, qu'il faisait du patinage artistique et qu'il s'était très bien classé puisqu'il était 6e du classement. Je suis tombé des nues ! Quand nous nous sommes retrouvés en cours, je lui ai dit : « Tu es quand même un peu gonflé de m'avoir laissé tout seul. J'ai bossé pour toi, je vais te donner les polycopiés, mais tu aurais pu me dire qui tu étais. » Je l'ai félicité, mais je n'imaginais pas que j'étais à côté d'un champion de patinage qui allait par la suite devenir champion du monde ! Pendant que je menais la vie classique d'un étudiant, lui passait le plus clair de son temps, en dehors de ses études, à s'entraîner à la patinoire. C'était une grande époque pour le patinage artistique français. Alain Calmat était le patineur le plus populaire de sa génération avec Alain Giletti. Il a été plusieurs fois champion de France et champion d'Europe, mais aussi vice-champion olympique en 1964, à Innsbruck, puis champion du monde en 1965, à Colorado Springs. En 1968 à Grenoble, c'est lui qui a allumé la flamme olympique.

Après cette année de PCB, nos chemins se sont séparés : je suis parti comme stagiaire à l'hôpital Paul-Brousse, à Villejuif. Alain Calmat avait aussi choisi la médecine, mais plutôt dans la sphère de la chirurgie et il devait se rapprocher de La Salpêtrière. Bien plus tard, en 1984, il est devenu ministre de la Jeunesse et des Sports, sous la présidence de François Mitterrand. J'ai eu l'occasion de le rencontrer dans ses fonctions, car il a aussi été député du Cher, dans la circonscription de Bourges à un moment où, de mon côté, je n'étais pas encore député. Au début des années 2010, je l'ai à nouveau croisé dans un congrès de médecins. Il n'était plus député, mais nous nous sommes retrouvés à la même table, celle des officiels (car il était là en tant qu'ancien ministre) et nous avons un peu discuté. Chaque fois, je lui rappelle cette histoire de Squaw Valley et ça le fait rire ! Le nom de Squaw Valley est resté inscrit dans ma mémoire.

Le jeune externe

J'ai obtenu le PCB du premier coup et je suis entré en première année de médecine. J'ai effectué mes premiers stages de médecine à l'hôpital Paul-Brousse. Un an après, je suis passé à l'hôpital Tenon, dans le XXe arrondissement de Paris. Je m'y suis retrouvé au service « Porte », autrement dit, le service qui gérait les urgences. En 1962, j'ai été reçu du premier coup à l'examen d'externat des hôpitaux de Paris.

J'ai donc fait mon premier stage d'externe au service des urgences de Tenon où je suis resté un peu plus de six mois. Dans les années 60, le XXe arrondissement de Paris, où se trouve l'hôpital Tenon, était un quartier à la sociologie très difficile, l'équivalent de la Seine-Saint-Denis d'aujourd'hui, avec des problèmes sanitaires et sociaux que, malheureusement, on voit encore de nos jours : les problèmes d'un quartier où la population était pauvre. Je me souviens de l'adresse, c'était (et c'est encore !) le 4 rue de la Chine. La patientèle était particulière. J'y ai vu des choses dures, voire dramatiques. Quand on prenait notre service ou bien quand on sortait au petit matin, il arrivait qu'on ne se sente pas en sécurité. Mais nous portions la blouse blanche et j'ai en mémoire qu'il y avait un certain respect, y compris pour le jeune homme que j'étais ; du respect y compris face aux drames. À présent, le quartier a changé, mais en ce temps-là, tout au début des années 60, il y avait des problèmes de délinquance, de violence, de prostitution. Il y avait un grand nombre de femmes violentées et les rixes entre bandes étaient monnaie courante. En tant que médecins, nous étions confrontés à beaucoup de choses dramatiques, également à des enfants qui arrivaient dans des états catastrophiques. Aux urgences, les personnes âgées du quartier se retrouvaient mêlées à une patientèle qui venait pour des blessures dues à la violence ambiante ou pour des problèmes liés à la prostitution. C'est donc là que j'ai commencé à m'occuper des urgences dans la journée, en alternant avec les gardes de nuit.

Quand on devient externe, on entre vraiment dans la sphère hospitalière : on est habilité à examiner, faire des prescriptions, remplir des dossiers, même si on est encore sous la responsabilité d'un interne. Mes premiers mois d'exercice médical en tant qu'externe des Hôpitaux de Paris, avec des responsabilités, des astreintes et des gardes dans ce service, m'ont beaucoup appris sur les difficultés liées à la misère sociale.

Au service « Porte », j'étais sous la direction directe du patron, le Professeur Jacques Poulet, professeur agrégé de médecine générale, devenu par la suite membre de l'Académie nationale de médecine. Comme mon grand-père, il portait le nœud papillon, mais en guise de veste de costume, il portait la blouse blanche, avec beaucoup de classe d'ailleurs. Il était professeur d'histoire de la médecine et de la chirurgie et tutoyait ses étudiants, ce qui était contraire aux usages de l'époque. Pour autant, il se montrait très respectueux à notre égard et nous laissait beaucoup de latitude, y compris pour nous occuper de cas difficiles. C'était sa manière de nous témoigner sa confiance, une attitude qui, par ricochet, faisait naître notre confiance intérieure.

Le Professeur Jacques Poulet était très bienveillant à mon égard, car il appréciait les externes qui bossaient beaucoup. Avec deux ou trois autres stagiaires, il m'avait même invité à dîner chez lui, dans son appartement de la rue de Rennes, ce qui était très honorifique. Ce service tournait du matin au soir et même la nuit : on dormait sur place pour prendre les gardes. Même les externes prenaient des gardes. L'hôpital Tenon desservait un bassin de population que l'on estimait à environ un million d'habitants et qui comprenait les arrondissements de l'Est parisien et les villes de la banlieue proche. Il me semble que, dans le service du Professeur Jacques Poulet, il y avait un chef de clinique, trois externes, mais pas d'internes. C'était donc peu pour un hôpital qui desservait des quartiers et une banlieue aussi peuplés.

Le matin se déroulait la visite avec le patron – le Professeur Poulet – accompagné du chef de clinique. On passait de chambre en chambre pour effectuer les visites. C'est là que j'ai été confronté pour la première fois à un patient sous respirateur et à ce que l'on appelle le « non acharnement thérapeutique ». Le coma de ce patient se prolongeait. On l'a gardé ainsi pendant plusieurs jours et plusieurs nuits, sous intubation, comme on l'a vu ces dernières années avec la COVID-19. Son pronostic vital était engagé à court terme et c'est moi qui avais la responsabilité de cette chambre, de ce patient. Le stage avait lieu tous les matins ; l'après-midi, j'étais à la faculté. Chaque matin et toutes les nuits, on s'évertuait à le soulager, à l'aider à tenir la route, mais un matin, le patron a dit à son chef de clinique : « Je pense que ça ne va pas tarder, il vaudrait peut-être mieux éteindre la machine ». J'ai eu une réaction éruptive : « Ce n'est pas possible ! C'est mon patient, je m'en occupe ; vous n'avez pas le droit de faire ça ! » Le patron m'a simplement répondu « Tu verras ». Deux jours sont passés, mais le troisième jour, j'étais absent. Quand je suis revenu, le malade n'était plus là. L'infirmière et le chef de clinique m'ont dit : « Jean-Pierre, malheureusement, il a fallu que l'on coupe la machine : il n'était pas utile de continuer ». J'ai eu quelques larmes, car c'était la première fois que j'étais confronté à cette situation, la première fois que je me trouvais confronté à l'arrêt d'un respirateur. C'est la difficile question de la fin de vie. Aujourd'hui, il y a des débats. Il ne faut pas d'acharnement thérapeutique, il faut une sédation, il faut aussi respecter les souhaits de la famille et, s'ils sont connus, ceux du patient. La décision est prise par un collège médical composé de trois personnes alors qu'à cette période, on arrêtait simplement la machine. Cela fait partie de ces situations dramatiques auxquelles j'ai été confronté dans ce service de l'hôpital Tenon alors que je n'étais encore qu'un jeune étudiant en médecine. En 60 ans, les choses ont beaucoup évolué.

Après ce premier stage de six mois au service « Porte », j'ai encore fait un stage d'un an dans le même hôpital Tenon, cette fois au service de néphrologie, chez le Professeur Richet. Là, j'avais affaire à des patients qui souffraient d'insuffisance rénale ou de calculs rénaux. Dans le même temps, je me suis familiarisé avec la radiologie dans le service de radiologie de ce même hôpital Tenon. Professeurs et assistants me montraient comment on s'y prenait, ce qui m'a conduit plus tard à faire des remplacements pour le Docteur Louis Boyer, sénateur-maire de Gien, par ailleurs radiologue. C'était la grande époque des radios, il n'y avait alors ni scanner ni IRM.

Après dix-huit mois à Tenon, j'ai immédiatement enchaîné mes stages d'externe à la Pitié Salpêtrière, chez le professeur Jean Facquet, chef du service de cardiologie. C'est là que j'ai tout appris, car c'est là que j'ai fait la connaissance du Professeur Yves Grosgogeat, qui allait succéder au Professeur Facquet, au moment de sa retraite. Le Professeur Grosgogeat m'a lui aussi pris sous son aile, à tel point que je le considère comme mon parrain en médecine. C'était quelqu'un qui avait toujours le sourire et qui, encore une fois, faisait preuve avec ses étudiants d'une familiarité respectueuse, comme si nous avions été ses enfants. C'est lui qui m'a fait aimer la cardiologie, lui qui m'a encouragé à continuer dans ce domaine. Il a été mon mentor et c'est pour cela que je n'ai pas dévié de cette spécialité. Je suis resté longtemps dans son service, près de cinq ans, jusqu'à la soutenance de ma thèse, qui portait sur l'utilisation au long cours des anticoagulants par voie orale, en 1970, sous la direction du Professeur Jacques Poulet. Avec le Professeur Grosgogeat, nous nous étions découvert une passion commune pour les voitures de course et les rallyes : cela nous a rapprochés. Nous sommes en 2023 et j'ai encore des contacts téléphoniques ou écrits avec lui. Il a dans les 95 ans : nous avons une quinzaine d'années d'écart. Il a été élu membre titulaire de l'Académie nationale de médecine en 1989 et par ailleurs membre de l'Académie royale de médecine de Belgique.

Alors que j'étais à la Pitié Salpêtrière, je me suis inscrit pour le concours d'internat. Ce concours était alors régional et non national comme c'est le cas aujourd'hui. J'ai donc tenté un internat à Paris et un autre en province, à Nice. J'ai échoué aux deux, cela m'a suffi. Je n'ai pas recommencé l'année suivante et je me suis inscrit au CES, le « Certificat d'études spéciales ». Ce certificat de spécialité de cardiologie durait trois ans. Cela n'existe plus aujourd'hui : à présent, on se présente à l'internat national, ensuite on se dirige en cardiologie, puis on reste interne pendant deux ou trois années de plus. Le parcours a complètement changé. À l'époque, il y avait l'externat d'une part et ce que l'on appelait les certificats d'études spécialisées – les CES, par exemple en cardiologie ou en pneumologie. J'avais fait le choix de la cardiologie. En plus des études de médecine, j'ai poursuivi trois ans de spécialité de cardiologie et je suis resté près de cinq ans à l'hôpital de la Pitié Salpêtrière.

Cette période, les années 60, a vu la naissance de la cardiologie moderne. C'est à ce moment-là que se sont noués tous les progrès liés à la cardiologie, notamment du côté de la stimulation cardiaque. Les premiers stimulateurs étaient énormes : c'était des piles au mercure ! Par la suite, ils ont été miniaturisés. Ce fut aussi le temps des premières chirurgies cardiaques, les valves, les pontages et la première transplantation cardiaque en Europe, en avril 1968. Il y en a eu d'autres, notamment avec le Professeur Daniel Guilmet, de l'hôpital Foch – père du Docteur Pierre Guilmet, médecin à Cepoy, une ville toute proche de ma ville de Montargis – auquel plus tard j'allais envoyer des patientes pour une transplantation cardiaque. La cardiologie est donc une discipline récente : elle n'a guère qu'une cinquantaine d'années, mais les progrès dans ce domaine sont fantastiques, au même titre que ceux de la médecine en général ou de la génétique en particulier. J'ai traversé toute cette période, sous l'aile du Professeur Grosgogeat.

Dans ce service, j'ai vu un jour arriver Philibert Tsiranana, président de la République de Madagascar. Il avait été hospitalisé dans le pavillon Rambuteau, alors constitué de vieux bâtiments. Devant sa chambre étaient postés ses gardes du corps. Moi, en tant que jeune médecin, j'étais impressionné. Dans ces années-là, Madagascar n'était pas un pays d'une grande fraîcheur démocratique...

Dans les mêmes moments, lors de mon externat à la Salpêtrière, mon chemin a croisé celui du Professeur Cabrol. Sa démarche, sa stature le rendaient reconnaissable entre tous : ses épaules larges, ses très grandes mains et cette façon qu'il avait de se tenir toujours un peu courbé faisaient qu'on le repérait de loin. Plus tard dans ma carrière, je lui ai envoyé beaucoup de patients pour des interventions portant sur des valves ou des coronaires. Certains de ces patients sont toujours de ce monde : tous m'ont dit s'être retrouvés sous le charme du sourire intérieur du Professeur Cabrol. Mais pour l'heure, en 1968, je n'étais encore qu'un jeune externe, en relation avec les chefs de service et les assistants du service de chirurgie du Professeur Christian Cabrol. J'ai été amené à le rencontrer alors que je m'occupais de Clovis Roblain, patient originaire d'Argent-sur-Sauldre ou d'Aubigny-sur-Nère, dans le Cher : j'avais d'autant plus pris ce patient en affection que j'avais effectué des remplacements à Gien – commune proche – et à Argent. Clovis Roblain souffrait d'une grande insuffisance cardiaque. En avril 1968, le professeur Grosgogeat a fini par nous dire, à moi et à l'interne qui se trouvait là : « Vous savez, je pense qu'il faut qu'on le présente au chirurgien ». Clovis Roblain a donc été présenté au staff du Professeur Cabrol : le patient était malheureusement en état de mort imminente et la décision a été prise de tenter une transplantation cardiaque. Ce fut la première en Europe et la huitième dans le monde, dans le sillage de celle réalisée par le professeur Christiaan Barnard, en Afrique du Sud. L'opération a duré une journée et une nuit, le 27 avril 1968. Ce fut très long. Nous étions de garde et d'astreinte à l'hôpital où nous attendions tous avec angoisse le résultat. Au sortir de la salle d'opération, nous avons considéré que le résultat était bon. Malheureusement, cela n'a duré que deux jours, 53 heures pour être exact. Quand on pense aujourd'hui à la réussite des transplantations, on mesure le chemin parcouru en 50 ans. Derrière des sommités comme le professeur Grosgogeat ou le professeur Cabrol, il faut vous imaginer que nous autres étudiants, externes et internes, nous sommes comme des canetons derrière leur mère cane : on les suit, les yeux grands ouverts, ébahis par ce qu'ils nous donnent à découvrir. Ils ne nous offrent pas de nourritures terrestres : ils nous nourrissent intellectuellement. Plus tard, j'ai demandé au Professeur Cabrol de venir à Montargis pour ma première campagne électorale. Il est venu à la salle des fêtes pour me soutenir et les habitants du Montargois sont venus très nombreux voir ce personnage très médiatique. Mes adversaires politiques de l'époque avaient écrit : « Le professeur Cabrol est venu soutenir Door, mais la greffe ne prendra pas ». Elle a pris !

Mai 1968

J'étais encore étudiant au moment des événements de mai et juin 1968 à Paris. J'étais externe, le Professeur Cabrol venait juste de réaliser sa transplantation cardiaque. Du côté de la Faculté de médecine et des hôpitaux, nous étions en révolte contre ce que nous appelions « les mandarins », autrement dit les professeurs d'université. Pour ma part, je me souviens de grands noms de la cardiologie comme le Professeur Pierre Soulié ou le Professeur Jean Lenègre qui exerçaient à l'hôpital Broussais. Mai 68 a été une fronde des étudiants qui a transformé Paris en foire d'empoigne.

À cette époque, j'ai eu l'occasion de croiser le chemin de Bernard Kouchner. Il participait aux manifestations de l'ancienne faculté de médecine de la rue des Saints-Pères. Les réunions se tenaient dans les amphithéâtres investis par des centaines d'étudiants non pas pour écouter des cours, mais pour participer à de longues discussions sur les problèmes sociaux et politiques du moment. Il était notamment question d'en finir avec l'ère des mandarins. Fin avril, début mai, j'ai assisté à quelques-unes de ces réunions. On était nombreux, on se demandait vers quoi on allait. J'ai vu cette révolution qui prenait corps et qui montrait beaucoup d'agressivité. À la Sorbonne sévissaient les Katangais, un groupuscule d'une trentaine d'individus qui n'étaient pas des étudiants, mais qui s'étaient proclamés « défenseurs de la révolte étudiante ». Leur comportement était d'une telle violence que même les étudiants grévistes ont fini par s'en désolidariser. Ma participation à ces événements a définitivement tourné court le 9 mai, avec la manifestation de la rue des Saints-Pères. Il y avait un commissariat situé dans cette rue (il a disparu depuis). Ce jour-là, il a été saccagé. Des étudiants ont balancé des pavés dessus. Il se trouve que j'ai assisté à cette scène : j'ai senti que ça prenait une mauvaise tournure et je suis rentré chez moi, d'autant que j'avais des gardes à assurer à l'hôpital. Cela dépassait les bornes. Ce n'était plus des discussions, cela virait à la violence, je ne l'acceptais plus. Dans les jours qui suivirent, ces violences ont grimpé en flèche : c'est à ce moment-là que les boulevards Saint-Germain, Saint-Michel et Montparnasse ont été mis à nu, leurs pavés arrachés afin de servir de projectiles.

À cette période de ma vie, j'assurais des gardes à l'hôpital de la Salpêtrière et je logeais dans un studio du côté de l'École militaire. J'avais la voiture de ma mère et j'avais été appelé à minuit pour assurer une garde. Je suis parti en 2CV et, arrivé vers le boulevard Montparnasse, je me suis trouvé devant des barricades. Comme tout le monde à l'époque, j'avais entendu parler de ces barricades à la radio (il n'y avait pas Internet, les chaînes d'information en continu n'existaient pas et, de toute façon, je n'avais pas la télévision qui n'était pas encore répandue dans tous les foyers). Je portais la blouse blanche et sur le pare-brise de ma 2CV figurait le caducée. Des étudiants m'ont arrêté : l'un d'entre eux était blessé. J'y suis allé, mais trente secondes ne s'étaient pas écoulées que, déjà, des étudiants s'en prenaient à ma voiture pour la monter sur les barricades. Mon sang n'a fait qu'un tour : c'était la voiture de ma mère, pas la mienne ! Je suis vite reparti, j'ai réussi à franchir les barricades et j'ai pris ma garde à l'hôpital. Le lendemain, quand je suis revenu chez moi, mon état d'esprit avait changé : je n'acceptais plus du tout cette guérilla étudiante. C'est peut-être à ce moment-là qu'est né mon soutien au gouvernement en place, en particulier au général de Gaulle. Le 30 mai a eu lieu la grande manifestation de soutien au général de Gaulle au cours de laquelle une foule immense a remonté l'avenue des Champs-Élysées : les chiffres oscillent de 500 000 à un million de manifestants. J'ai participé à cette manifestation, j'étais au cœur de cette marée humaine. Je suis donc passé d'un bord à l'autre, en l'espace de quelques semaines, non par peur, mais parce que cette violence ne correspondait pas à mes principes. Mon père était gaulliste. Cet épisode m'a fait rentrer dans le rang de la droite républicaine, derrière De Gaulle. C'est peut-être là, à cet instant-là, qu'est né mon engagement en politique. Par la suite, je n'ai jamais dévié de cette ligne.

Il faut se souvenir qu'à la veille de cette grande manifestation sur les Champs-Élysées, le général de Gaulle avait temporairement quitté la France et même « disparu des radars ». Il avait annoncé à Georges Pompidou, alors Premier ministre, qu'il se retirait à La Boisserie, sa résidence privée, pour s'accorder un temps de réflexion. En fait, il s'était envolé jusqu'à Baden-Baden. Là-bas, il avait rencontré le général Massu, commandant en chef des forces françaises en Allemagne. Or il se trouve que le général Massu a été mon patient dès le début des années 1970, quand je me suis installé à Montargis. Il habitait à Conflans-sur-Loing, petit village situé à une dizaine de kilomètres de Montargis dont il avait acheté le presbytère. Il nous arrivait de jouer ensemble au tennis, au club de Montargis. Nous faisions des doubles, car il commençait à avoir un certain âge. Au cours de ses consultations, il m'a raconté tout l'épisode de Baden-Baden tel qu'il l'avait vécu, l'arrivée impromptue du Président dans son Alouette III, leur conversation ainsi que le conseil qu'il lui avait donné : retourner à Paris, affronter la situation et faire en sorte que cette escapade ne soit pas considérée comme une fuite.

Mai 1968 correspond à une période où l'on se rebellait contre l'autorité, d'où cette volonté de mettre à mal les mandarins. L'autorité médicale était forte. Certains patrons pouvaient être très sévères avec leurs étudiants, tandis que d'autres étaient formidables et avaient une attitude paternelle, bienveillante : ce fut mon cas avec le Professeur Poulet, le Professeur Faquet et le Professeur Yves Grosgogeat. Avec d'autres, cela se passait comme à l'armée. J'ai le souvenir d'une visite où l'un des étudiants devait écouter le cœur d'un patient avec un stéthoscope. L'externe s'est penché sur le patient, mais il n'entendait pas grand-chose et le trac le faisait bégayer. Le professeur lui a mis des coups sur le thorax, ce qui a décuplé l'angoisse de cet étudiant qui en a perdu ses moyens. Ces patrons-là se comportaient en chefs de service très autoritaires. Derrière eux, leurs assistants et chefs de cliniques n'avaient qu'un seul but : prendre la place des mandarins. Cette période de lutte contre l'autorité a été assez difficile, mais les chefs de file de la révolte sont devenus à leur tour les nouveaux mandarins. Il n'y a pas eu de révolution, tous se sont retrouvés un jour ou l'autre dans la peau du patron. Je peux quand même dire que les mandarins de l'époque – les Lenègre, les Soulié, les Di Matteo – avaient une renommée mondiale. Ce sont des noms qui sont restés dans la littérature médicale internationale. Même chose pour le Professeur Charles Dubost. C'était des médecins de très haut niveau. Encore aujourd'hui, je reste marqué par ces médecins qui ont révolutionné la cardiologie : leurs noms demeurent dans la littérature médicale.

Ceux qui les ont suivis ont peut-être modifié leur attitude, mais les concours, les nominations, les agrégations sont restés les mêmes : petit à petit, l'ordre s'est rétabli, la hiérarchie s'est remise en place. Finalement, l'épisode de Mai 1968 n'a pas révolutionné la médecine. L'organisation est restée la même, avec un chef de service qui est le patron, suivi des chefs de clinique assistants, puis des internes et enfin des externes. La hiérarchie n'a pas bougé, pas plus que le nombre d'années d'études. 68 a certes touché les hôpitaux en même temps que les usines, les universités et le monde des arts. Je me souviens de l'occupation du théâtre de l'Odéon, avec Jean-Louis Barrault et Madeleine Renaud qui tentaient de défendre leur théâtre en pactisant avec les manifestants : ce fut une époque particulière, qui s'est assagie par la suite ; chacun a retrouvé son calme. Mais il y a des noms dont on se souvient, notamment Daniel Cohn-Bendit l'un des porte-parole de ce mouvement avec Alain Geismar et Jacques Sauvageot ; mais aussi Bernard Kouchner, alors chef de clinique et qui allait par la suite devenir ministre de la Santé : tous voulaient renverser la table. Tout cela s'est passé trois ans avant mon arrivée à Montargis.

À présent, avec le recul, je ne pense pas que, dans le domaine médical, il était à ce point nécessaire de tout « chambarder ». Je pense vraiment que les choses n'ont pas tant changé. Il s'agissait alors de lutter contre une autorité peut-être exagérée de certains maîtres. Après, cela dépend évidemment de la manière d'exercer son autorité. On voit bien encore aujourd'hui que certaines personnes investies d'autorité ne savent pas l'exercer et font preuve d'excès dans leurs services. Le problème relève plutôt de l'individuel. À l'heure actuelle, ce genre d'attitude suscite des réactions, on va notamment invoquer le harcèlement, mais il est possible de contester auprès de l'administration. Les mandarins avaient alors les pleins pouvoirs et supplantaient l'administration qui était démunie face à eux. Sur ce point-là, Mai 68 a changé la donne. Quant à ceux qui voulaient en finir avec l'ère des mandarins, avec le mandarinat, ils ont fini par devenir mandarins à leur tour.

De nos jours, nous sommes toujours sous l'influence de la réforme hospitalière telle qu'elle a été instituée par Robert Debré en 1958. Les choses n'ont pas tant changé. Par contre, la fin des années 60 a coïncidé avec de grandes découvertes ainsi que des progrès sans précédent dans le domaine de la cardiologie. Cette « révolution » est due à de grands noms de la médecine, dont certains sont d'origine française, notamment les professeurs Soulié, Lenègre, di Matteo, Dubost, Cabrol. Ils ont marqué l'histoire de la cardiologie au niveau international. Ils ont exprimé un potentiel français qui a été à la source de ces grandes découvertes en matière de cardiologie. Aujourd'hui encore, nous bénéficions de leurs succès, notamment par le biais de leurs élèves qui, une génération après, poursuivent dans leur sillage. Depuis, le Professeur Alain Carpentier a mis au point en 2008 le premier cœur artificiel intégralement implantable. On peut aussi citer le Professeur Alain Deloche de Noyelle, qui a fondé *La Chaîne de l'espoir* grâce à laquelle des enfants sont opérés partout dans le monde. Il y en a d'autres, bien sûr, mais tout ce que nous connaissons actuellement découle des grandes découvertes de la chirurgie cardiologique de la fin des années 1960.

Le médecin militaire

L'année suivante, en 1969, je suis parti au service militaire. J'étais de la classe 60, mais j'avais été sursitaire de la guerre d'Algérie à cause de mon statut d'étudiant en médecine. Je suis donc parti plus tard, en 1969, alors que j'avais 27 ans.

J'ai d'abord fait mes trois mois de classe d'élève officier de réserve à l'école de Libourne, en Gironde. J'en suis sorti sous-lieutenant. À l'issue du concours, les premiers du classement allaient plutôt sur Paris et les derniers se retrouvaient en Allemagne. J'ai réussi à tirer un bon numéro et je me suis retrouvé à Rambouillet, à proximité de Paris, au Service de santé du 501e régiment de chars de combat (le 501e RCC) qui appartient à la 2e division blindée. La caserne de Rambouillet a été le Centre des chasses présidentielles, jusqu'en 1995. On y pratiquait aussi le cross à cheval, ce qui réunissait les hautes sphères de la société. Moi, j'étais soit en Jeep, soit à pied, occupé à surveiller ce petit monde en ma qualité de médecin.

J'étais donc médecin et sous-lieutenant, sous les ordres d'un capitaine dont j'ai hélas oublié le nom. L'infirmerie de Rambouillet était importante et comptait à la fois des militaires et des infirmiers. Lorsque des chefs d'État étrangers étaient invités, il fallait être prêts, en alerte. J'avais une jeep ornée d'une croix rouge et, à proximité se tenait un char sanitaire, un AMX 13, avec un équipage composé d'un infirmier et d'un pilote. Nous étions tous en position en cas d'accident ou d'incident au cours de ces chasses présidentielles. C'était la première année où le peloton sanitaire défilait pour le 14 juillet : la jeep et le char ont défilé sur l'avenue des Champs-Élysées. La veille, dès le début de la nuit, nous étions postés au bout de l'avenue de la Grande-Armée, sur la Place de la Porte-Maillot. Le défilé avait lieu le lendemain, à partir de dix heures du matin. Cette année-là, j'ai donc participé au défilé du 14 juillet dans la jeep, avec le chauffeur et le capitaine. Après le défilé, on s'est aperçu que les membres de l'équipage avaient un peu abusé de l'alcool : fatigue, bière et chaleur n'ont pas fait bon ménage... À la fin du défilé, je suis reparti à la caserne en jeep, tandis qu'ils rentraient avec le char. Avant

Rambouillet, ils ont grillé un stop puis écrasé une 4L, heureusement sans faire de blessés. Imaginez le poids du char face à la 4L... Je ne l'ai su que le lendemain quand le colonel de la caserne est venu mettre aux arrêts les deux responsables de l'incident. Par la suite, le général de Boissieu – gendre du général de Gaulle – est venu à la caserne passer en revue les troupes. Il a rappelé cet accident malheureux : un vrai caillou dans la chaussure...

Pendant la guerre d'Algérie, le service militaire pouvait durer jusqu'à trente mois. À partir de 1963, le service militaire a été raccourci et ne durait plus que seize mois, ce qui était plus acceptable au regard de ce qu'avaient vécu les précédents conscrits. Cela peut paraître long, mais en ce qui me concerne, j'étais libre : je ne couchais pas à la caserne, ce qui n'était pas le cas des infirmiers de garde. J'allais dormir à Maisons-Laffitte à la clinique de la MGEN, la mutuelle de l'Éducation nationale. Cet organisme comptait à l'époque environ un million d'adhérents enseignants. Je prenais des gardes de nuit et des gardes de week-end pour la cardiologie de l'Éducation nationale, dans leur magnifique établissement de Maisons-Laffitte. J'ai assuré ces gardes pendant au moins une année, en même temps que j'effectuais mon service militaire.

À Rambouillet, il m'est arrivé d'être confronté à une suspicion de méningite chez un militaire. En l'absence du capitaine, le colonel était venu me chercher pour me demander ce qu'il fallait faire. Je lui ai répondu qu'il n'y avait pas d'autre alternative que la quarantaine : il fallait consigner la caserne dans l'attente du diagnostic qui demandait alors 24 à 36 heures, tandis que la quarantaine était vraiment de quarante jours, perspective qui a déclenché un tollé. Moi, je riais sous cape ! Je les ai tous vus défiler un à un pour venir me demander « Alors, c'est vrai ? Nous sommes tous consignés pendant quarante jours ? ». Le capitaine a fini par m'appeler ; il m'a dit : « Débrouillez-vous, mais il ne faut pas qu'on en arrive là. ». Il a tout de même fallu attendre le résultat de la ponction lombaire et comme il ne s'agissait pas d'une méningite bactérienne infectieuse, la quarantaine a pu être levée. Mais quelle levée de boucliers ! Par la suite, toute la hiérarchie, du colonel aux capitaines, est passée par mon bureau pour venir me remercier, trop heureux d'avoir échappé au confinement. Ce fut très drôle pendant les quelques heures que cela a duré, d'autant plus que, de mon côté, j'avais eu le droit de circuler puisqu'il fallait que j'aille notamment voir les résultats au laboratoire : Internet n'existait pas !

Stéphane, mon premier fils, est arrivé dans ces moments-là, en décembre 1969. Je m'étais marié en 1967. Stéphane avait quelques mois quand il nous est arrivé une histoire peu banale. Nous habitions tous les trois dans un deux-pièces de la Porte de Saint-Cloud que nous avions loué à des personnes de connaissance. Je travaillais tous les jours à l'hôpital. Mon épouse travaillait aussi de son côté et nous avions pris une jeune fille de l'Alliance française pour garder Stéphane à la maison. D'origine espagnole, elle avait seize ou dix-sept ans, maîtrisait peu le français et s'occupait de Stéphane en contrepartie du gîte et du couvert. Un soir où nous étions en train de dîner avec des amis de l'étage du dessous, nous avons entendu des cris et des pleurs en provenance de la chambre de notre jeune fille au pair. Nous nous sommes tous précipités : elle avait mis au monde un bébé ! Notre voisin et ami était coiffeur, mais il nous a expliqué qu'il avait quelques notions sur les accouchements, car sa mère était sage-femme dans une clinique : il a pris un ruban et il a « clampé » le cordon pendant que j'appelais les secours. Ils ont emmené la jeune femme et le bébé à l'hôpital. Par la suite, nous avons été interrogés par les services sociaux de la maternité. En Espagne en ces années-là – Franco était encore au pouvoir –, il était inimaginable d'avoir un enfant en dehors du mariage. Cette jeune fille avait donc serré son ventre avec des bandes de tissus tant et si bien que nous n'avons jamais vu qu'elle portait un bébé. Nous l'avons découvert ce soir-là, la surprise fut énorme. L'histoire a fait la une des journaux : une jeune fille au pair accouche au domicile d'un étudiant en médecine qui ne s'était pas aperçu qu'elle était enceinte. Cet épisode a aussi été l'objet d'un chapitre dans l'un des livres de la série *La Foire aux cancres*, succès populaire du moment, écrit par Jean-Charles, écrivain et humoriste : le cancre c'était moi ! Cette jeune fille était plutôt mince et pourtant, on n'a vraiment rien vu. À l'époque, les psychologues nous ont expliqué qu'elle avait fait un déni de grossesse. Cette jeune fille avait refusé cette grossesse en raison de la culture espagnole de cette période et, jusqu'à son terme, cette grossesse ne se voyait vraiment pas.

Mon service militaire s'est arrêté en 1970 et c'est là que je suis venu du côté de Montargis, afin de m'installer. C'est là que j'ai rencontré les docteurs Gauthier et Roussillon et que tout s'est enchaîné.

Cette même année, j'ai aussi obtenu mon certificat d'études spéciales de cardiologie. Nous étions quatre copains à avoir bossé ce concours ensemble. Tous les quatre, nous avons été reçus, de surcroît dans les premiers du classement. Je n'ai plus de leurs nouvelles depuis quelques années. L'un d'entre eux, André Receveur, s'était installé comme cardiologue à La Rochelle. J'étais d'ailleurs allé le voir. Un autre, Philippe Person, s'est installé à Nemours. C'était une période où il y avait encore une clinique à Nemours et une autre à Fontainebleau. Comme il n'y en avait pas à Montargis, nous avions mis en place des gardes alternées. Nous avions donc des échanges et on se voyait régulièrement. C'était un très bon ami et j'ai été le témoin de son mariage. Le troisième Jean-Pierre Debuc s'est installé à côté d'Épernay. Avec lui aussi, on s'est revu plusieurs fois. Il habitait la vallée du champagne : c'était très sympathique. Et moi, le quatrième, j'étais donc à Montargis. Nous nous sommes suivis pendant une bonne dizaine d'années ; ensuite, nos rencontres se sont un peu espacées. Un jour où je m'étais arrêté dans une station-service pour manger, un type s'est approché de moi et m'a dit « C'est toi, Jean-Pierre ? ». C'était Debuc. C'était drôle de se rencontrer comme ça. Quant à Philippe Person, cardiologue à Nemours, il a pris sa retraite au moment où j'aurais dû prendre la mienne, il y a une bonne dizaine d'années.

L'installation à Montargis

Mon installation à Montargis remonte à 1971, mais dans les mois qui ont précédé et pendant toutes mes études, j'ai fait des remplacements à Gien, une ville que je connaissais bien. Je remplaçais régulièrement le Docteur Jouandou, cardiologue, qui m'encourageait à m'installer à Montargis. Je remplaçais aussi le Docteur Louis Boyer, radiologue et sénateur-maire de Gien. Je me souviens très bien de son cabinet, installé dans sa maison de la rue Louis-Blanc. C'était la radiologie de tous les jours, mais on n'imagine pas l'évolution de cette spécialité entre cette période-là – les années 1965-1966 – et aujourd'hui : un monde les sépare désormais.

En plus de mes études, je faisais le plus possible de remplacements, de façon à améliorer mon quotidien. C'était une époque où on travaillait beaucoup, on avait envie de travailler. Avant de pouvoir m'installer en tant que cardiologue, j'ai aussi effectué beaucoup de remplacements en médecine générale autour de Sully, à Argent-sur-Sauldre et à Aubigny-sur-Nère. Pendant les vacances de Noël et celles de Pâques, j'allais même du côté d'Orléans, dans un village qui s'appelle Loury. Je faisais aussi des remplacements pendant la période estivale, toujours pour améliorer l'ordinaire et apprendre le métier. J'ai aussi remplacé mon père pendant quelques semaines, au moment où il a fait un infarctus. Je donnais mes consultations dans notre maison familiale de Sully. C'était à la fin des années 60, juste avant d'arriver à Montargis. Je faisais donc de la médecine générale, tout en continuant mes études de cardiologie.

L'idée de m'installer à Gien m'est venue à l'esprit : pourquoi pas ? Néanmoins, le docteur Jouandou m'a dit qu'il n'était pas encore prêt à s'associer. « Mais à Montargis, il n'y a pas de cardiologue en titre ». On était en 1970 : il y avait bien deux médecins de médecine générale – le Docteur Roussillon et le Docteur Gauthier – qui faisaient office de cardiologues, mais il n'y avait pas de cardiologue de formation. Je me suis donc décidé à aller les voir.

J'ai d'abord rencontré le Docteur Gauthier. Son cabinet était installé dans la rue Gambetta. Il m'a dit qu'il ne voyait pas d'objection à mon installation : « Je ne vois pas de problème, il y a toujours du travail pour tout le monde. Et puis cela va dans le sens de l'évolution : il y aura un vrai cardiologue à Montargis ». Puis je suis allé voir le Docteur Roussillon, rue Neuve du Pâtis. Là, ce ne fut pas la même chanson : « Vous savez, mon petit, je ne suis pas sûr que vous aurez beaucoup de patients, parce que, moi, je fais toute la cardiologie sur toute la région ! ». Je lui ai répondu qu'il y avait aussi le docteur Gauthier : « Oui, mais il n'en fait pas beaucoup par rapport à moi ; lui, il fait surtout de la pneumologie : pour tout le monde, le cardiologue, c'est moi, même si je n'en ai pas le diplôme. Il faudrait que vous réfléchissiez avant de venir vous installer ». Je dois dire que cette réponse m'a sidéré. Je suis sorti avec la boule au ventre. Je suis allé boire au café de la place Mirabeau en me disant : « Si c'est comme ça que ça commence, ça ne va pas être facile ». Et j'ai rappelé le Dr Jouandou de la ville de Gien. Il m'a dit « Jean-Pierre, n'hésite pas, vas-y : je le connais, ce n'est pas lui qui va faire la cardiologie locale. Au vu de tes compétences et de ta formation, je te le dis, vas-y : installe-toi ! ». Huit jours plus tard, j'ai trouvé une maison à Montargis, sur l'avenue de Gaulle. Tout a été très vite. Je suis arrivée avec armes et bagages et j'ai ouvert mon cabinet de cardiologie, au début de l'année 1972. Ce faisant, je me rapprochais de mon origine géographique, car dès le départ, je voulais m'installer sur le territoire situé entre Sully, Gien et Montargis, là où je venais à vélo quand j'avais une quinzaine d'années. À l'époque, on passait par l'étang des Bois. J'ai donc voulu m'installer à Montargis, je l'ai fait et j'y suis resté jusqu'au bout. Au début des années 70, au moment où je m'y suis installé, c'était une ville commerçante, avec toutes sortes de magasins dans le centre-ville : des magasins de bouche et de vêtements, comme c'est encore le cas actuellement, mais aussi des boutiques d'électricité, d'électroménager, des drogueries et des quincailleries. Ces magasins étaient tous tenus par des familles. Tout cela a disparu, laissant place à des franchises, suivant en cela la tendance des petites villes de province ces dernières décennies. À Montargis, j'ai fait à la fois ma vie professionnelle et ma vie privée. Mes enfants sont tous nés à la maternité de Gien ou à celle de Montargis, sauf l'aîné, Stéphane, qui était né à Paris, alors que j'étais encore au service militaire.

Dans la foulée, j'ai fait la connaissance du Docteur Bernard Szigetti, qui était radiologue. Il était très investi dans l'hôpital, où il était chef de service. Son père, Robert Szigetti, avait été maire de Montargis. Quand je me suis présenté à lui, il m'a dit : « Jean-Pierre, je vais te donner un coup de pouce : il faut que tu présentes ta candidature pour travailler à l'hôpital. ». Je me suis dit que c'était un beau cadeau de bienvenue. J'ai donc déposé ma candidature, avec mes diplômes et mes recommandations données par mes patrons. J'ai déposé mon dossier auprès de la Direction de la Santé du département et j'ai été admis. En 1972, je suis entré à l'hôpital comme médecin salarié à temps partiel. Cela me permettait de continuer à suivre mes patients qui se retrouvaient dans l'obligation d'être hospitalisés.

À l'époque, il n'y avait pas de postes à temps plein à l'hôpital. Le Docteur Roussillon et le Docteur Gauthier y travaillaient eux aussi à mi-temps. Je me partageais donc entre l'hôpital et mon cabinet de ville. Ironie du sort, le Docteur Roussillon était responsable du service de cardiologie. Un *statu quo* s'est instauré en séparant nos services : à lui le service central ; à moi le petit service dit du « pavillon militaire » qui comptait vingt-cinq lits. Nous avions convenu que je le remplacerais pendant ses absences, et inversement. Mais comme je n'étais jamais absent, c'en est resté là...

La vie de médecin

Je n'ai pas eu de mal à m'habituer à cette ville de Montargis. Mon père y était connu en raison de son activité au Lions Club et de ses relations professionnelles avec les médecins du Montargois. De mon côté, je connaissais déjà les commerçants puisque je venais régulièrement dans cette ville depuis que j'étais enfant. Je me suis donc très vite intégré. J'ai tissé mon propre réseau de relations en allant notamment voir les médecins qui exerçaient dans les villages alentour, ainsi que certains de leurs patients, le dimanche ou bien le soir, après les consultations à mon cabinet. J'ai donc été un cardiologue ambulant : cela crée des liens !

Mon cabinet médical a d'abord été installé à mon domicile, comme cela se faisait. J'étais de permanence à l'hôpital tous les matins, dimanche matin compris bien souvent. L'après-midi, je m'occupais de mes rendez-vous à mon cabinet de l'avenue de Gaulle. J'ai suivi à peu près la même technique de permanence que mon père : sept jours sur sept, dimanche et jours fériés compris, quelle que soit l'heure, on répondait au téléphone ou à la sonnette, que ce soit moi ou bien mon épouse. On répondait à toutes les urgences, y compris à l'heure du déjeuner. Bien sûr, on s'arrêtait le soir, mais il arrivait que l'on réponde à une urgence de nuit : c'était une époque où l'on ne regardait pas l'heure et où on travaillait. Par la suite, j'ai transféré ce cabinet, d'abord dans la rue des Lauriers, puis à la clinique, et je travaillais donc en même temps au « pavillon militaire ». Ce bâtiment, aménagé à l'arrière de l'hôpital, tirait son nom de la Première Guerre mondiale. Montargis comptait alors sept hôpitaux militaires. Le « pavillon militaire » était alors réservé aux soldats rapatriés par le train depuis la ligne de front. Dès le début des années 70, j'ai entrepris de transformer progressivement ce service de médecine générale afin d'en faire un service de médecine cardiologique. Avec le transfert vers le nouvel hôpital au début des années 1990, c'est devenu un vrai service de cardiologie. Dans l'ancien hôpital, j'ai par ailleurs créé, avec le Dr Charles Diguet, anesthésiste-réanimateur et chef de service, le premier service de réanimation de Montargis. C'était au milieu des années 80.

Au début, il ne comptait que six lits, mais c'était un vrai service de réanimation qui est passé à dix-huit lits avec le nouvel hôpital : il a donc été multiplié par trois ! Une fois par semaine, je prenais une astreinte de nuit. Or il se trouve que, dans mes toutes premières gardes – sinon ma première –, j'ai assisté à un terrible drame familial dont le souvenir reste gravé dans ma mémoire : les pompiers ont amené deux enfants qui avaient été assassinés par leur père. Il leur avait tiré dessus avec un fusil, à leur domicile. Il nous a été impossible de les ranimer. Voir ainsi deux enfants en très bas âge disparaître nous avait tous profondément choqués, que ce soit les infirmières comme moi-même. Cet événement est toujours très vif dans ma mémoire. Chaque fois qu'un drame similaire arrive, cela fait remonter cet horrible souvenir : c'est comme un tableau qui se reforme dans ma tête, une scène que je revis. Cet homme avait tué ses enfants avant de retourner l'arme contre lui.

Dans ce même service de réanimation, j'ai eu aussi l'occasion de soigner Hervé Bazin, alors président de l'Académie Goncourt. Il habitait encore Triguères, au manoir du Grand Courtoiseau. Il avait fait un problème cardiologique, épisode qu'il raconte dans *Le Démon de minuit*. Dans ce roman, il parle de Montargis, de sa statue du Chien, entre autres éléments de la ville et de ses environs. Son passage à l'hôpital de Montargis, à un moment où il devait être « dans les vapes » y est brièvement évoqué.

Ma vie professionnelle a été intense et passionnante. Je ne comptais ni les jours, ni les heures, ni les vacances. Souvent, le week-end, nous allions chez mes parents à Sully-sur-Loire – mon père exerçait encore – mais je passais aussi du temps en famille, à me détendre, à faire du sport et à travailler. Le dimanche matin, il m'arrivait d'emmener les enfants en voiture pour faire des consultations à domicile, ça leur faisait une promenade. Nous allions faire les électrocardiogrammes dans les fermes. Parfois, le médecin de médecine générale m'y attendait, parfois j'étais tout seul. J'allais donc voir les gens qui ne pouvaient pas se déplacer. Je partais de Montargis et j'allais ainsi à Bellegarde, à Ladon, à Saint-Maurice-sur-Fessard, à La Chapelle-sur-Aveyron. J'allais comme ça dans les fermes et les maisons individuelles, chez des personnes âgées ou des personnes contraintes au repos. Le samedi et le dimanche, quand le cabinet était fermé et que j'avais terminé mes visites à l'hôpital, j'allais faire ces consultations à domicile. Cela donnait parfois lieu à de drôles d'épisodes : j'ai le souvenir de chiens de ferme qui se précipitaient sur la voiture pendant que je courais en direction de la porte de la ferme. Les gens me disaient « N'ayez pas peur, ils sont gentils ! », tandis que les chiens secouaient la voiture tout en aboyant alors que les gosses étaient à l'intérieur. C'était une vie « à l'ancienne », on ne verrait plus cela aujourd'hui.

Je me souviens d'un généraliste qui travaillait tard le soir. Il travaillait après dîner, dans son cabinet de la Chaussée, un quartier populaire de Montargis. Une nuit, aux environs de minuit, le téléphone sonne. Je décroche et j'entends « Jean-Pierre Door, c'est le Dr X » – je ne peux pas citer son nom – « J'ai un patient qui a besoin d'un électrocardiogramme ». Je lui propose de le recevoir le lendemain dans la journée ; ce confrère me répond : « Il habite Châlette, il va passer devant chez vous, il faut le prendre : comme ça, il ne se déplacera pas deux fois ». J'ai donc fait un électrocardiogramme à une heure du matin, en pyjama et robe de chambre, à un patient qui n'en avait même pas besoin : il n'y avait pas d'indication médicale. Cela fait partie de mes souvenirs. Or aujourd'hui, les cabinets sont fermés à 17 ou 18 heures : ça fait un drôle d'effet de voir comment on vivait à l'époque.

L'après-midi, ce même médecin avait l'habitude de s'absenter. Où allait-il ? À Paris ? Ailleurs ? Pour quoi faire ? Sa vie privée était auréolée de mystère. En son absence, son cabinet situé au milieu des tours de la Chaussée restait ouvert et dans la salle d'attente, un panneau indiquait « Merci d'attendre, je reviens en soirée ». Les patients restaient assis sur des chaises. C'était avant la COVID-19, les gens attendaient serrés les uns à côté des autres. Sachant que ce médecin avait l'habitude de revenir tard, les patients laissaient leurs chapeaux, un journal ou quelque autre signe distinctif sur les chaises. Toutes étaient ainsi occupées par des chapeaux ou d'autres signes de reconnaissance. Pendant ce temps-là, ils rentraient chez eux pour dîner ou regarder la télévision. Quand le médecin arrivait aux alentours de 20h00 ou 20h30, il prenait le premier patient et on voyait les chapeaux avancer de siège en siège. Quand ils avaient fini de dîner, les patients revenaient prendre place dans la salle d'attente. Évidemment, les consultations se terminaient à des heures tardives et c'est ainsi que ce médecin m'a appelé une ou deux fois pour m'envoyer des patients que j'ai reçus alors que j'avais commencé ma nuit. Cela ne m'est arrivé qu'une ou deux fois, mais j'ai su par des confrères qu'il était coutumier du fait, y compris les samedis, dimanches et jours fériés. L'activité de ce personnage était quelque peu mystérieuse. Entre confrères, nous avons beaucoup glosé là-dessus. C'était au milieu des années 70. On ne verrait plus cela à présent.

Ces trente années d'exercice médical ont été formidables, passionnantes. J'ai vu énormément de pathologies. Le professeur Cabrol et le Professeur Grosgogeat m'ont dit plus d'une fois : « Mais Jean-Pierre, ta région est un vivier extraordinaire de maladies cardiaques ! ». On rencontrait des pathologies rares : je me souviens d'une tumeur de l'oreillette droite, de problèmes de valves, d'une maladie de Marfan, de maladies cardiaques extrêmement rares. Au cours de ma carrière, j'ai eu l'occasion de voir l'éventail de toute la cardiologie. Compte tenu de la proximité de la capitale et des spécialistes que l'on pouvait y trouver, j'envoyais tous les patients à Paris. On voyait encore des rhumatismes articulaires aigus, le RAA. On ne se souvient plus de cette maladie liée au streptocoque, qui a longtemps été mal traitée. La pénicilline n'est utilisée que depuis les années 1940 et le streptocoque faisait fureur dans ces années-là : on se retrouvait avec des angines à streptocoques, des infections rénales à streptocoques, des phlegmons, des abcès, etc. Et ce streptocoque – misère ! – se fixait sur la valve cardiaque. On voyait donc des insuffisances mitrales d'origine rhumatismale, qui n'existent plus de nos jours ou de façon exceptionnelle alors qu'on en diagnostiquait beaucoup ! J'en ai diagnostiqué beaucoup, chez des patients âgés de 55 ou 60 ans. Mireille Darc souffrait de ce genre de pathologie. J'ai eu le privilège – je ne sais plus en quelle année – de me rendre dans sa propriété de Douchy afin de lui faire un examen prescrit par le Professeur Grosgogeat qui la suivait. Ce fut un grand plaisir d'aller lui rendre visite dans la propriété acquise en 1971 par Alain Delon. Elle y est venue régulièrement pendant la quinzaine d'années où ils ont vécu ensemble. Ce jour-là, j'ai découvert une femme fantastique. La consultation n'a pas duré très longtemps, juste une heure, et c'est la seule fois où je l'ai eue comme patiente.

Une autre année, Alain Delon est venu à mon cabinet de la clinique pour un examen cardiologique. Je peux le dire parce qu'il n'est pas passé inaperçu. Quand le personnel féminin de la clinique a vu l'acteur entrer dans l'établissement, toute la clinique s'est mise à bruisser comme un poulailler. Immédiatement, la nouvelle s'est répandue partout et tout le monde surveillait la sortie d'Alain Delon. Il a fallu que je le fasse sortir par l'arrière de la clinique, pour éviter qu'il ne soit assailli par toutes ces jeunes femmes, infirmières et autres. C'était vraiment une période formidable.

De nouvelles pratiques

Quand j'ai commencé à travailler à Montargis, l'hôpital était encore dans le périmètre de la ville, au bout de la rue Dorée, après la place Victor-Hugo. J'ai exercé au « Pavillon militaire » de 1971 jusqu'au transfert de l'hôpital, en 1993. À mon arrivée, mon service était encore sous l'égide des religieuses, comme le reste de l'hôpital de Montargis. Il en était de même pour le cloître, autrement dit « l'hospice », bâtiment qui accueillait les personnes âgées dépendantes. J'ai donc travaillé avec des religieuses qui portaient la cornette. Je me souviens notamment de Sœur Marie Madeleine, surveillante de l'hôpital. Et puis peu à peu, les religieuses ont laissé place à des professionnelles civiles et dans la foulée, le vieil hôpital a aussi cédé sa place, avec son transfert vers l'hôpital d'Amilly. Les services ont suivi : la chirurgie, la radio, la médecine générale. Cette évolution s'est déroulée en même temps que la médecine se transformait, portée par l'essor des nouvelles technologies.

Mon installation comme praticien libéral a également coïncidé avec ce qui fut, dans ces années-là, vécu comme une petite révolution. Dans les années 1970 et 1971, la Sécurité sociale a en effet commencé à s'occuper du corps médical et à créer les conventions médicales. Il s'agissait de signer un contrat entre les médecins et l'assurance maladie. C'était un moment où, syndicalement et politiquement, le corps médical du Loiret était, dans l'ensemble, opposé à cette idée. J'ai le souvenir de cette bataille syndicale qui était également une bataille politique. Il n'y avait pas d'accord possible, mais petit à petit, les médecins ont fini par y venir, par nécessité. Si bien que deux ans après mon installation, en 1971, j'ai signé la convention parce qu'elle était devenue obligatoire : soit on était conventionné, soit on ne l'était pas. En tant que jeune médecin j'ai signé tout en rechignant, comme la majorité des médecins de ces années-là. Avec le recul, je pense que le système conventionnel a du bon pour toutes les parties.

J'ai ainsi connu une époque où il n'y avait pas de pénurie de médicaments et où il y avait une liberté totale de prescription. L'activité médicale et chirurgicale n'était pas soumise comme aujourd'hui à des agences de contrôle, comme la Haute Autorité de santé. Il y avait une plus grande liberté et c'est comme cela qu'on a pu engager les premières interventions, les premières expérimentations de haut niveau, qui ont permis de progresser, de révolutionner la médecine. C'était beaucoup plus souple. Les agences de sécurité n'existaient pas. Quand une idée scientifique émergeait, chaque service pouvait s'engager plus loin dans l'expérimentation. Il n'y avait pas ce contrôle administratif systématique qui oblige à tout déclarer avant même de commencer, ce qui fait qu'aujourd'hui, avant d'obtenir une réponse, il se passe des semaines et des mois : on perd du temps. On l'a bien vu avec l'hydroxychloroquine du Professeur Raoult : il y a cinquante ans, cela se serait passé sans problème. Au lieu de cela, le Professeur Raoult s'est trouvé à la merci des contrôles sanitaires, de l'Agence nationale de sécurité du médicament, des ministères, des autorités diverses et il a été bloqué dans son idée. Était-elle bonne ou non ? Je ne le sais pas, mais cinquante ans en arrière, il aurait eu une autoroute devant lui.

Durant la période où j'étais externe au service de cardiologie de l'hôpital Tenon, puis à l'hôpital de la Salpêtrière, j'ai vu les débuts de la stimulation cardiaque, indiquée en cas de bradycardie – quand le pouls est très lent – ou d'arythmie, c'est-à-dire de trouble du rythme cardiaque.

On en était alors au début des stimulateurs cardiaques. Ils étaient gros, ils fonctionnaient avec des piles au mercure et, même aux urgences, on n'en avait pas forcément sous la main. Un des chefs de clinique de la Salpêtrière m'avait montré comment il procédait en cas d'urgence : il insérait une sonde par la veine jusqu'au cœur et il la reliait à un poste à galène – un vieux poste de radio –, il tournait la molette de réception des ondes et cela envoyait des simulations au cœur, ce qui lui permettait d'accélérer. Le procédé était étonnant. Par la suite, on a eu de vrais stimulateurs cardiaques et ce procédé a été abandonné, mais c'était une période où on inventait, où on bricolait, notamment pour les urgences. Il faut se rendre compte du chemin parcouru entre cette période et aujourd'hui où les transplantations sont monnaie courante. Cela dit, on fait aussi moins de transplantations, car il y a à présent des traitements médicaux. Lors des premières transplantations, il n'y avait pas de traitement antirejet. Il a fallu mettre au point ces produits, notamment les immunosuppresseurs, qui sont aujourd'hui d'usage courant. À l'époque, on était sur le fil du rasoir.

La médecine a beaucoup changé depuis mes débuts. Je l'ai dit, il n'y avait pas de spécialistes à Montargis, mais des généralistes qui faisaient un peu de spécialités. Par contre, il y avait beaucoup de médecins de médecine générale. Il y en avait dans presque tous les quartiers de la ville. Il y en avait un voire deux dans chaque commune, dans presque chaque village, voire trois ou quatre dans les communes de 2 000 ou 3 000 habitants. Un médecin âgé avait alors la chance de voir un plus jeune s'installer dans la commune. Ensuite est venue la création de ce que l'on appelait les associations de médecins. Dans les environs de Montargis, il me semble que Châtillon-Coligny a eu la première association de médecins généralistes. Ils étaient deux à s'être associés. D'autres ont suivi dans les petites villes alentour. Les médecins s'associaient même si leurs cabinets étaient à des adresses différentes : le fait de s'associer leur permettait d'alterner les tours de garde et les visites à domicile. Chaque commune ou presque avait donc au moins un médecin généraliste. À présent, des communes de 1 500 habitants n'en ont plus. La déperdition est réelle. Autrefois, les médecins de médecine générale formaient un maillage du territoire et les spécialistes, dont je faisais partie, ne recevaient pas les patients en direct : ceux-ci étaient reçus à la demande des généralistes, que ce soit par courrier ou par téléphone. Les spécialistes travaillaient en coordination avec les médecins généralistes. Le patient repartait de la consultation avec une lettre de conclusion des examens, ce qui lui permettait ensuite d'être traité par son médecin généraliste. Le spécialiste revoyait ou non le patient en fonction de ces conclusions. Je trouve que cette médecine était véritablement opérationnelle. Je ne rédigeais pas d'ordonnances par dizaines. Par contre, j'ai rédigé des centaines de lettres de conclusions, avec des indications de traitements, et c'était au généraliste de rédiger l'ordonnance. Le contact relationnel avec les généralistes de l'époque était formidable, de même avec les chirurgiens qui nous consultaient pour savoir s'ils pouvaient opérer ou non. C'était une médecine de qualité, qui malheureusement n'a pas évolué dans le bon sens. Les généralistes assuraient des gardes, que ce soit la semaine, le dimanche ou bien la nuit. Moi-même, le samedi, le dimanche ou parfois le soir, je me rendais, sur conseil du médecin généraliste, chez des patients qui ne pouvaient pas se déplacer. Tout le monde n'avait pas de voiture ; là aussi, les temps ont changé ! J'avais mon électrocardiographe portatif et souvent, le médecin généraliste prenait part à la consultation. J'avais un métier passionnant, très proche des gens et, entre médecins, nous étions très proches les uns des autres, ce qui permettait de mieux se connaître entre nous.

Nous avions régulièrement des rencontres confraternelles autour d'un thème ou de questions d'ordre médical, par exemple le traitement d'une hypertension, la conduite à tenir devant un infarctus. Pendant longtemps, ces rencontres avaient lieu dans un restaurant, autour d'un repas offert par un laboratoire. Évidemment, cela a soulevé beaucoup de critiques et de contestations. J'ai vu les critiques survenir les unes après les autres. Il se disait que les médecins étaient à la merci des laboratoires. Un certain courant de pensée estimait que nous étions « à leur botte » et, par conséquent, amenés à prescrire leurs produits. Je pense que c'était faux. Il peut y avoir eu du vrai, dans certains cas, mais beaucoup de faux. Chaque médecin était totalement indépendant et libre de faire ce qu'il voulait, mais il était intéressant de répondre présent à ces réunions où on pouvait apprendre à se connaître, à partager des idées liées à notre métier et avoir un sujet médical à approfondir, ce que l'on a appelé par la suite la « formation médicale continue ». Chaque année, le sujet changeait. Il y avait une ambiance confraternelle et une pratique collective de notre métier, alors que chacun vivait dans sa commune, à une époque où les moyens de communication n'étaient pas ceux dont nous disposons actuellement. Pour les praticiens éloignés de la ville, cela leur permettait de sortir de leur lieu d'exercice, de connaître d'autres personnes. Ces rencontres étaient aussi l'occasion de passer un moment agréable, de rompre la routine. On peut peut-être regretter que tout cela ait été supprimé en réponse à certains problèmes dus aux laboratoires ; je pense notamment au scandale du Mediator. Il y a aussi la question de la prééminence des laboratoires pharmaceutiques dont on a estimé qu'ils se comportaient en pieuvres vis-à-vis du corps médical qui, par nature, est indépendant et doit le rester. Petit à petit, le politique en est arrivé à supprimer ces rencontres. Pour ma part, j'en retiens l'intérêt professionnel. Cela permettait de sortir un peu du quotidien, surtout dans notre région mi-rurale, mi-urbaine. On a malheureusement perdu cette convivialité et je le regrette. Les laboratoires se sont désengagés puisqu'on les accusait – à tort ou à raison – d'appuyer sur le stylo des médecins. Je ne pense pas qu'on en était là, j'avais confiance dans mes collègues, je pense qu'ils avaient leur propre jugement et que ce n'est pas un petit dîner dans un restaurant de campagne qui pouvait guider le stylo sur l'ordonnance. Évidemment, cette période a aussi connu des dérives, notamment les voyages collectifs pour le loisir au cours desquels il n'était plus question de médecine. Comme cela se faisait dans d'autres professions, les propriétaires de grandes marques invitaient les médecins à des voyages vers des destinations ensoleillées. En ce cas, c'est ce que j'appelle une dérive. Des règles ont donc été imposées par le politique pour y mettre un terme.

Autour du patient, il y avait une collectivité médicale passionnée, qui s'intéressait à tous ces sujets et qui voulait participer. On ne restait pas isolé, chacun dans son cabinet, à une époque où n'existaient ni Internet, ni les réseaux sociaux, ni la visioconférence. On avait le téléphone, le stylo et la rencontre. Les mots « collègues », « confraternité », « partenaires », « amitié » avaient tout leur sens. On pouvait se réunir autour d'un patient, y compris le dimanche matin, quand un généraliste m'attendait dans une ferme d'un village de campagne pour procéder à une consultation. J'y allais en voiture, avec parfois mes enfants. J'emportais ma valise contenant l'électrocardiographe ainsi que mon stéthoscope, et c'était tout. C'était les moyens de ces années-là. Et pendant une demi-heure ou trois quarts d'heure, on était à deux à s'occuper du grand-père ou de la grand-mère qui n'avait pas de moyen de locomotion pour venir en ville consulter le spécialiste. Leurs enfants étaient souvent présents et nous demandaient ce qu'il en était : nous leur expliquions. Ensuite pouvait se poser la question d'aller chercher les médicaments. Souvent, le médecin généraliste disait « Je m'en occupe, je m'arrêterai chez le pharmacien en rentrant ». Parfois, c'était tout de même les enfants qui s'en occupaient s'ils avaient une voiture, ce qui était rarement le cas de leurs parents. C'était les pratiques de ce temps-là. Bien sûr, à présent, ce sont des pratiques du temps passé, mais j'ai vécu cela.

Ma vie de médecin a été une passion : prendre soin des patients et partager parfois des moments de tristesse avec les proches, quand on n'a pas pu sauver et que des patients nous quittent à la suite de l'échec des soins. Ce qui est formidable aussi, c'est de revoir les enfants et les petits-enfants de patients que l'on a soignés vingt ans auparavant. On les revoit et c'est un partage, une rencontre, très agréable. Il y a dans le regard, dans les yeux, de la reconnaissance et de mon côté, j'ai le souvenir de leur père, de leur mère, de leur grand-père, de leur grand-mère, venus me consulter. Encore maintenant, ces rencontres se font dans la rue, sur le marché. Durant ces années où j'étais député, il arrivait que ces patients, leurs enfants ou petits-enfants me téléphonent à la permanence pour me demander conseil. Du temps s'est écoulé depuis le début de mon exercice. Aujourd'hui, ce ne sont plus les enfants, mais les petits-enfants qui me rappellent le souvenir de patients qui avaient alors une quarantaine d'années où ils sont venus me consulter, il y a 35 ou 40 ans. Ces rencontres restent toujours marquées du sceau de la reconnaissance et d'un lien privilégié. Ils me parlent de leurs grands-parents et je leur demande comment eux vivent aujourd'hui, comment ça se passe, s'ils ont à leur tour des enfants et des petits-enfants : je leur parle d'avant-hier et de demain. C'est surprenant et cela arrive souvent. Combien de fois me dit-on : « Docteur, vous souvenez-vous de ma grand-mère ? » ? J'ai toujours un petit moment d'hésitation, mais je ne peux pas dire non : je n'ai pas le droit de dire non. Donc je dis « Oui, oui... ». « C'était madame Untel », « Ah, mais oui ! ». Il faut savoir donner cette réponse parce que les patients pensent qu'en tant que médecin, on sait tout. Or ce n'est pas le cas. C'est également valable pour l'élu face à ses concitoyens qui sont venus le voir à sa permanence ou qu'il a croisés à une occasion ou une autre. Il ne peut pas se souvenir de tout, surtout sur un long exercice, et pourtant, c'est ce que l'on attend de lui et il ne doit pas décevoir.

J'ai gardé dans le tiroir de mon bureau le dossier d'un patient qui voulait me voir en consultation alors que j'étais en salle d'opération. Cela remonte à une vingtaine d'années. À l'époque, cette personne avait cinquante-cinq ans. J'ai demandé à suspendre l'intervention, je suis allé voir ce patient et je lui ai trouvé des signes évocateurs d'un infarctus. Je lui ai dit que je le faisais immédiatement transférer à l'hôpital et qu'il irait ensuite à Orléans pour faire la coronarographie. C'était urgent. Or il a refusé et il est parti en claquant la porte du cabinet. Cet épisode s'est passé dans l'après-midi. Le soir, vers 22 heures, il a appelé les pompiers qui l'ont amené à l'hôpital où il est décédé une heure après. Je considère que cela fait partie des échecs terribles. J'ai toujours conservé son dossier. Je me dis que cet homme a eu une perte de chances et qu'il aurait fallu que j'use de la force. Mais c'était à un moment particulier, entre la salle d'opération, lui en consultation, l'intervention qui devait être suspendue, etc. Et ce refus catégorique de sa part de tout transfert immédiat... Dans la nuit, on m'a appelé pour m'apprendre son décès. C'est un échec terrible. De son côté, c'était un refus, et moi, je ne sais pas ce qu'il aurait fallu faire pour faire preuve de plus de force afin de le diriger. C'est le seul dossier que j'ai gardé : Monsieur T, 55 ans.

La création des agences de contrôle était une nécessité, mais ce faisant, on a en même temps mis un frein au progrès. Or, dans le domaine médical, il faut toujours du progrès. Malheureusement, dans tous les progrès, en particulier ceux de la médecine et de la chirurgie, on subit des échecs. Il faut pour ainsi dire faire avec. Mais il faut aussi donner des preuves que, si on n'avait pas fait tel ou tel choix, cela aurait été peut-être pire. Qu'est-ce qu'un échec ? C'est un geste médical ou chirurgical qui échoue à régler ou guérir un problème. Mais sans ce geste, quelle aurait été l'évolution de la maladie ? La maladie aurait probablement évolué vers le décès. Le décès n'est pas un échec en soi, le décès est dû à l'évolution de la maladie. L'échec, c'est quand on ne parvient pas à empêcher la souffrance.

Partie VII :

Genèse d'un homme politique

Le développement de l'hôpital de Montargis

J'ai commencé ma carrière de cardiologue à Montargis alors que l'hôpital se trouvait encore rue Jean-Jaurès, dans des locaux datant du milieu du XVIIe siècle pour ses parties les plus anciennes. Les infirmières qui y travaillaient étaient encore des religieuses portant la guimpe. Tout était ancien, parfois même très ancien, à l'exception du pavillon qui faisait face à celui dans lequel j'exerçais. L'intérieur du service que je dirigeais était sombre, gris. À mon arrivée, tous les lits situés à l'étage étaient placés les uns à côté des autres, dans une pièce unique. Au fil du temps, on a cloisonné des espaces dédiés à deux ou quatre lits, afin que les patients aient un minimum d'intimité. L'ensemble était desservi par un long couloir, dans lequel le personnel soignant circulait. Ces chambres ne comportaient pas de sanitaires : toilettes et douches étaient installées à l'extrémité du bâtiment. Le confort était vraiment spartiate. De ce vieil hôpital, seuls subsistent la façade – construite entre 1926 et 1932 –, son porche, ainsi que la galerie en U du cloître.

En cardiologie, je travaillais aux côtés d'autres médecins qui, quant à eux, travaillaient à plein-temps à l'hôpital. Le service de cardiologie improvisé dans le Pavillon militaire a évolué vers de la cardiologie pure, avec un service de soins intensifs continus obtenu après quelques difficultés, mais il a été obtenu. On y pratiquait la réanimation cardiologique. La création du nouvel hôpital a donc donné naissance à ce progrès et j'ai participé à cette évolution. Ces dernières années, depuis 2016, j'ai défendu bec et ongles l'idée d'un pôle de référence pour l'Est du département, afin que l'hôpital de Montargis ne soit pas avalé par le Groupement hospitalier de territoire (GHT), une entité qui, dans chaque région de France, réunit tous les hôpitaux du département autour d'un hôpital socle. J'avais la crainte que l'on déshabille Pierre pour habiller Paul, que l'on déshabille les hôpitaux de proximité, et par la même occasion nos hôpitaux de proximité dans le Loiret, au profit de l'hôpital de la métropole orléanaise. Nous nous sommes donc battus pour que l'hôpital de Montargis reste le pôle de référence de l'est du département, sinon, il se faisait dévorer. Il a fallu tenir bon et il faut continuer à tenir bon pour éviter que l'hôpital de Montargis, en tant qu'établissement de proximité, ne soit aspiré.

Le service de réanimation de Montargis est d'un très haut niveau et comporte une douzaine de lits. Avec l'épidémie de COVID-19, il a été soumis à la pression des patients atteints du virus. Ce service de réanimation côtoie un service de soins intensifs continus, qui compte lui aussi une douzaine de lits. À eux deux, ils forment une unité de soins intensifs de vingt-quatre lits. On a également créé plusieurs services de chirurgies spécialisées – urologie, oncologie, etc. – ainsi qu'une maternité où se pratiquent 1 400 à 1 500 accouchements par an, ce qui est considérable pour ce bassin de population.

On a vu aussi se créer un service de dialyse. Actuellement, on doit disposer d'une dizaine de pôles de dialyse, pour des patients en insuffisance rénale majeure. Il y a aussi un service de cobalthérapie pour les patients atteints de cancers. L'hôpital de Montargis dispose de tous les appareils modernes dans le domaine de l'oncologie. Ce service relève lui aussi du privé, mais il est sur le terrain du public. Nous avons également l'ADAPT, service de rééducation privé à but non lucratif. C'est un grand service, avec piscine de rééducation. Il compte une cinquantaine de lits et reçoit des patients de toute la région, mais aussi des régions voisines, en phase de rééducation après un accident de la route ou un accident neurologique. Tout cela s'est créé autour du pôle hospitalier, ce qui donne un ensemble très cohérent, avec de multiples activités médicales, chirurgicales et de soins de suite, privées pour les unes, publiques pour les autres. Tout le monde s'accorde à s'entendre correctement, en bonne intelligence et au profit des patients. Je pense qu'il s'agit là d'un grand succès de ce territoire de santé du Montargois, au cœur d'une population d'environ 180 000 habitants. Du côté des urgences, nous avons un SMUR – un service de médecine d'urgence régionale – qui permet de disposer jour et nuit de médecins en complément des sapeurs-pompiers du SDIS. Les patients concernés sont transférés à l'hôpital dans un premier temps pour le diagnostic et les premiers gestes d'urgence ; ensuite, en fonction de l'évolution, les pompiers peuvent se mettre en rapport avec le SAMU d'Orléans, à disposition de jour comme de nuit. Si nécessaire, les patients peuvent aussi être transférés par hélicoptère ou par la route, que ce soit vers le Centre hospitalier universitaire d'Orléans, celui de Tours ou bien les CHU parisiens. Montargis est en limite de territoire, d'où ces diverses orientations possibles.

Depuis vingt ans, l'hôpital général de Montargis a donc connu un fort développement, dans tous les domaines techniques et de spécialités. Et ce n'est pas fini, car un grand centre de radiologie, unique dans la région, vient de s'y ouvrir. Je reste militant de l'affaire hospitalière, que ce soit pour le public ou le privé ; ce fut longtemps mon rôle tant que j'ai été député, il ne s'est pas passé une semaine sans que le directeur de l'hôpital ou des professionnels de santé de la clinique ne m'appellent pour avoir un conseil, et je leur répondais.

Pendant une longue période, quand j'étais médecin hospitalier à temps partiel, je donnais aussi des cours à l'école d'infirmières de Châlette, établissement de formation qui compte en moyenne 150 élèves. C'était déjà le cas quand j'y enseignais, de 1972 jusqu'au milieu des années 80, et cet effectif est resté constant à ce jour. Je suis très attaché au fait d'avoir une école d'infirmières et d'aides-soignantes sur place, sur le territoire de l'Agglomération ; je tiens à l'idée de la développer. Or ce développement se poursuit : un nouvel institut de formation est en projet. Nous hésitions entre agrandir les bâtiments existants à Châlette-sur-Loing ou bien construire un nouveau bâtiment ailleurs : la deuxième option a été choisie. L'Institut de formation en soins infirmiers va être construit à côté du CHAM (Centre Hospitalier de l'Agglomération Montargoise), ce qui est un très bon choix de la part de l'hôpital, avec une capacité qui va plus que doubler et c'est heureux, car nous avons absolument besoin d'infirmières et d'aides-soignantes (des métiers largement féminins).

J'étais heureux quand je faisais cours chaque semaine pendant deux heures sur des questions de médecine générale, que ce soit sur le cœur, le diabète, l'anatomie, la physiologie, etc. Je ne donnerai plus de cours, cela appartient au passé, mais je garde le souvenir de bons moments avec les élèves de ce monde infirmier. Je les revoyais après l'obtention de leur examen : il y avait un bon taux de réussite. Ensuite, je les retrouvais dans les services de l'hôpital. C'était sympathique de les avoir eues comme étudiantes et de les avoir ensuite comme aides, comme assistantes, dans la sphère médicale. De temps en temps, j'en rencontre encore, mais nous avons tous pris de l'âge et nous sommes retraités. Je les ai revues au centre de vaccination pendant l'épidémie : on se rappelait nos souvenirs, de très bons souvenirs en ce qui me concerne.

J'ai vu ce territoire se développer année après année et j'ai souhaité prendre pleinement part à ce développement de l'hôpital, d'abord par mon exercice professionnel, puis dès que j'ai été élu, j'y passais régulièrement afin de voir le personnel, mais aussi participer à la cérémonie des vœux chaque année. Certes, c'était le député-maire qui était présent, mais c'était aussi l'ancien professionnel de santé qui continuait de venir respirer l'air de l'hôpital. Chaque année, je me suis rendu à ce rendez-vous, sauf en 2020 et 2021, du fait de la crise sanitaire.

L'aventure de la clinique de Montargis

J'ai toujours été et je reste militant de l'hôpital de Montargis, mais je suis également militant de la clinique de cette ville, de façon à pouvoir assurer le développement de ces deux établissements. La création de la clinique a été toute une aventure.

Montargis n'avait pas de clinique. Dans les années 90-91, avec le soutien d'un chirurgien qui travaillait dans un établissement privé orléanais, nous avons pris la décision de créer à Montargis un établissement proposant un service privé de chirurgie et de médecine. En son temps, l'ancien hôpital avait comporté une clinique privée en son sein, à l'usage des chirurgiens de l'hôpital, mais Jack Ralite, ministre communiste de la Santé, avait décidé en 1982 de fermer les cliniques ouvertes des hôpitaux. Quatre ans plus tard, Jacques Chirac – alors Premier ministre – rétablissait le secteur privé en hôpital, mais dans l'intervalle, la « clinique ouverte » de Montargis – c'est ainsi qu'on l'appelait – avait disparu. Il n'y avait plus que le secteur public alors qu'une partie de la population souhaitait avoir recours aux cliniques privées. Or les chirurgiens exerçaient également à Nemours qui avait encore une clinique, d'où un déplacement des patients qui se tournaient vers Nemours plutôt que vers l'hôpital de Montargis. Ainsi est née l'idée, au début des années 1990, de créer à Montargis une clinique privée à côté de l'hôpital. On avait trouvé un terrain ainsi que des professionnels de santé, notamment pour l'ophtalmologie, l'ORL, la chirurgie, la radiologie, la biologie, la cardiologie, la pneumologie. Tous ces spécialistes s'étaient mis autour de la table en disant que, si un établissement privé était créé, ils étaient candidats pour s'y investir ensemble. Il ne s'agissait pas d'un partenariat : nous étions les propriétaires de cet établissement privé, tandis que l'une des cliniques privées d'Orléans venait en actionnaire, de façon à avoir une garantie.

L'objectif était d'obtenir une complémentarité entre les deux pôles : la clinique ne proposait pas les services existants déjà à l'hôpital. Elle ne disposait pas de service en chirurgie digestive, ni en traumatologie ou en urgences de la route par exemple. Par contre, on y proposait de la chirurgie orthopédique, de la chirurgie urologique, de l'ophtalmologie, de l'ORL, de la cardiologie, mais uniquement en médecine spécialisée, ce qui permettait de venir en complément de l'hôpital et, en ce qui me concerne, de travailler aux deux endroits, le matin à l'hôpital, l'après-midi à la clinique.

Nous nous sommes donc lancés dans ce projet, mais il s'est longtemps heurté à la politique municipale de Montargis, gérée à l'époque par les communistes et les socialistes. Pas question pour eux de voir une clinique privée, ils refusaient le permis de construire. Nous avons donc formé un recours devant le tribunal administratif. Avec François Chapelin, adjoint de la précédente équipe municipale, nous nous sommes rendus au ministère de la Santé, tenu à ce moment-là par Madame Michèle Barzach, membre du second gouvernement de Jacques Chirac. Nous sommes allés défendre notre dossier, qui leur a paru correct, il ne nous restait plus qu'à espérer l'autorisation d'ouverture. D'un côté, nous étions devant les tribunaux ; de l'autre, nous faisions le siège des bureaux de l'avenue de Ségur, à Paris. Les tribunaux nous ont donné raison en appel et le ministère de la Santé a donné son aval. Nous avons donc acheté le terrain, rue de la Quintaine. La clinique a été ouverte en 1995, cela fait donc bientôt trente ans. Cette clinique aura été un avantage de plus pour la ville. J'ai donc transféré mon cabinet vers la clinique et j'ai commencé à poser des stimulateurs cardiaques, à faire des investigations cardiologiques tandis que chacun des autres professionnels s'occupait à faire son métier. Ensemble, nous avons développé une médecine de spécialités à l'intérieur de cet établissement privé, tandis que je continuais à assurer le matin ma demi-journée dans le service de cardiologie de l'hôpital. J'ai mené cette vie professionnelle jusque dans les années 2000.

Au milieu de tout ça, par la force des choses, entre ces bagarres politico-administratives, je m'étais engagé dans un syndicat médical, la Fédération des médecins de France (FMF), instance fondée et présidée par le Dr Jean Gras, alors médecin généraliste à Gien. Il a été élu en mai 1991, mais il est malheureusement décédé très jeune, en mai 2002, en plein exercice de son métier. À la FMF, j'ai d'abord milité au sein du conseil d'administration départemental, à Orléans, puis au niveau national. J'y ai fait mes premières armes politiques : le ver était dans le fruit ! En 1995 arrivent les élections municipales : je me suis engagé derrière un candidat tête de liste, pour montrer qu'il fallait que l'on continue de défendre la clinique privée, défendre la médecine libérale et rejeter la politique communiste qui régnait depuis trop longtemps sur ce territoire. Nous avons échoué de très peu – il me semble qu'il manquait une cinquantaine de voix – mais c'était tout de même un échec. Or j'avais envie de continuer dans cette voie : il a fallu attendre encore six ans.

Une fois élu en 2001, j'ai démissionné de mes fonctions à l'hôpital, compte tenu des absences possibles et du temps que nécessitaient mes nouvelles fonctions de maire. J'ai laissé ma place à d'autres professionnels, tout en continuant à veiller sur l'hôpital ; plus que ça, d'ailleurs, mais de loin. Je continuais à exercer à la clinique, mais je ralentissais cette activité. J'avais pris un associé, puis un deuxième : c'était deux jeunes praticiens venus de Paris ; des chefs de clinique parisiens brillants venus s'associer avec moi et je leur ai laissé un peu la place tout en continuant d'assurer les gardes le week-end, pendant les vacances et, de temps en temps, le soir. Cela me permettait de garder un pied dans le monde professionnel. À partir de 2002 – année où je suis devenu député – et pendant plusieurs années, j'ai fait des expertises pour des compagnies d'assurance. J'ai arrêté complètement alors que j'avais 68 ans.

En 2007 ont de nouveau eu lieu les élections législatives. J'ai été élu dès le premier tour, avec 54,52 % des voix. En 2008, j'ai remporté les élections municipales également au premier tour, avec 56,74 % des voix. Et cela a continué ainsi. Depuis 2001 jusqu'à aujourd'hui, mes mandats ont été renouvelés à chaque élection, que ce soit au niveau municipal, communautaire et législatif. L'exercice de mon métier s'est arrêté quand je suis devenu maire. Mais je l'ai déjà dit, quand on est médecin, on le reste toute sa vie et je ne peux pas m'empêcher de toujours rester vigilant sur ce qui se passe, tant sur le plan médical que sur celui de la santé, que ce soit sur notre territoire ou sur le plan national.

Partie VIII :

Un médecin engagé en politique

L'épisode du Conseil régional

En 1998, j'étais sur la liste RPR candidate aux élections régionales en région Centre-Val de Loire. Je m'étais inscrit au RPR en 1981, à la suite de l'élection de François Mitterrand : j'étais gaulliste de très longue date, la perspective de ce septennat sous l'égide de la gauche ne correspondait pas à mes idées. Le 15 mars 1998, j'ai été élu conseiller régional. Mais ce mandat a été marqué par l'entrée de l'extrême droite, alors représentée par le Front national, dans les hémicycles régionaux, notamment celui de la région Centre. Notre tête de liste avait pris la décision de faire alliance avec le parti d'extrême droite afin d'obtenir la majorité des sièges et remporter la présidence de la Région. Le cas de figure était le même en Picardie, en Bourgogne, en Languedoc-Roussillon et en Rhône-Alpes. Bernard Harang a été élu à la présidence de ce qui s'appelait alors la région Centre (devenue par la suite la région Centre-Val de Loire), mais il s'est vite trouvé confronté aux effets dévastateurs de ses manœuvres : des manifestations avaient lieu partout en France, notamment 5 000 personnes à Orléans, avec Michel Sapin, alors élu PS de l'Indre, en tête de cortège. Une banderole est restée dans les mémoires, tant elle faisait mouche : « Harang, sors ! ». Pour ma part, je n'acceptais pas la décision de Bernard Harang de pactiser avec l'extrême droite : je considère que cela fait partie des liaisons dangereuses. Or, en ce qui me concerne, je ne sors jamais de mon chemin. Avec deux autres collègues – notamment Lydie Gerbaud, élue de l'Indre et attachée de presse de Jacques Chirac, de 1975 à 1995 –, j'ai pris la décision de démissionner, avant même l'installation du Conseil. Philippe Séguin, alors président du RPR, avait accepté nos démissions. Notre décision s'est avérée la bonne, car dans les 48 heures qui ont suivi, Bernard Harang a pris la décision de se désister. Il a annoncé sa démission le vendredi 20 mars et cette alliance n'a pas eu de suite. Avec Lydie Gerbaud, nous avons de notre côté décidé de ne pas donner suite à notre démission. Après cette sortie de crise, je suis resté quatre ans au Conseil régional jusqu'à mon élection aux législatives. Je garde un souvenir mitigé de ce bref passage dans l'hémicycle régional. Je siégeais dans la commission compétente en matière d'aménagement du territoire et des transports. Mon élection à la mairie de Montargis en mars 2001 puis mon élection à l'Assemblée nationale en juin 2002 ont changé la donne. Ma carrière politique a pris une nouvelle direction, dans laquelle je me suis épanoui.

Plus tard, lors de l'élection présidentielle de 2002, l'extrême droite a refait surface quand Jean-Marie Le Pen s'est qualifié pour le second tour, face à Jacques Chirac. Cela m'a fait l'effet d'une déflagration. Tous, nous nous attendions à un duel entre Jacques Chirac et Lionel Jospin. Ce résultat remettait tout en cause. Le 21 avril 2002, au soir du premier tour, nous ne pouvions pas avoir la certitude de la victoire de Jacques Chirac pour le second tour. Mais le 5 mai 2002, la France a tranché : elle ne voulait pas de Le Pen. À présent, en 2022, le Rassemblement national fait 50 % à Montargis et 63 % sur l'ensemble de la 4e circonscription du Loiret. C'est choquant. Les causes et les responsabilités sont multiples. Il faut mener une grande réflexion sur cette profonde transformation de notre société vers des positions qui ne sont pas celles que j'ai connues pendant plusieurs décennies. Pour ma part, je reste campé sur mes opinions de droite républicaine et je n'accepte pas cette dérive extrême.

« Allô, ici le président Jacques Chirac, j'aimerais parler au Dr Jean-Pierre Door »

L'épisode que je vais vous narrer à présent s'est passé au moment des fêtes de Noël de l'année 2000. J'avais pris la décision de me présenter comme tête de liste aux élections municipales de mars 2001 et j'avais constitué une liste de droite. J'approchais de mes 60 ans, je me suis dit qu'il était temps de m'engager : je n'allais pas attendre éternellement. Jusque-là, je m'étais occupé de ma carrière professionnelle : c'était le moment de m'engager, ou non. Et puis de nombreux patients, de même que des personnes en ville, m'y encourageaient.

Un jour, alors que j'étais à mon domicile, le téléphone sonne et, comme à son habitude, mon épouse décroche. Je la laisse échanger avec le correspondant, mais je l'entends prononcer ces mots : « Et moi, je suis la reine d'Angleterre ! ». Elle m'apporte alors le téléphone en m'expliquant : « C'est Jacques Chirac qui veut te parler. Je pense que c'est une blague ». Je prends le téléphone et je reconnais la voix de Jacques Chirac qui me dit : « Non, non, Dr Door, ce n'est pas une blague : c'est moi, Jacques Chirac, président de la République ». Je me suis excusé pour la réaction de mon épouse : « Je vous en prie, c'est tout à fait compréhensible, mais vous lui direz tout de même que c'était bel et bien Jacques Chirac qui vous appelait ».

Après cette entrée en matière, il en est venu à l'objet de son appel : « Vous allez vous présenter aux élections municipales, M. Deniau me l'a confirmé ». Xavier Deniau, ancien secrétaire d'État auprès du Premier ministre Pierre Messmer, chargé des départements et des territoires d'outre-mer entre 1972 et 1973, était alors député de la circonscription de Montargis. En ligne, mon illustre interlocuteur poursuivit : « J'aimerais bien que vous puissiez rencontrer Philippe Bas, mon secrétaire général à l'Élysée, afin de discuter avec lui ». Bien sûr, j'ai demandé pour quelle raison. « Il est possible que nous cherchions une circonscription pour lui, afin qu'il puisse se présenter aux élections législatives. Or je sais que M. Deniau ne se représente pas ».

Xavier Deniau était élu de cette quatrième circonscription depuis 1962 et avait prévu de prendre sa retraite en 2002. J'ai alors répondu : « Monsieur le Président de la République, j'avoue que jusqu'à cet instant, j'avais l'intention de me présenter à la succession de Xavier Deniau si toutefois je gagne ces élections municipales ». « Pas de problème, me rétorque Jacques Chirac, mais essayez tout de même de rencontrer mon secrétaire général », ce à quoi je me suis engagé. Jacques Chirac me souhaite alors de bonnes fêtes de Noël et il ajoute : « Au plaisir de vous voir un jour prochain, car je connais bien Montargis ». Devinez ma surprise. Mais le Président avait raccroché.

J'avais bien compris qu'il voulait placer son secrétaire général à la place de Xavier Deniau, mais je n'avais pas dit mon dernier mot. J'ai pris la décision de rencontrer Philippe Bas et d'en discuter avec lui. Mais je n'arrêtais pas de penser à cette petite phrase : « Je connais bien Montargis ». Alors je me suis renseigné et j'ai appris que, lorsque Jacques Chirac avait une douzaine d'années, il était venu à plusieurs reprises dans la maison même où j'habitais, avenue du Général de Gaulle. Il venait en visite chez le propriétaire de l'époque, M. Lévy, qui dirigeait alors l'usine Hutchinson et qui était un ami de son père, François Chirac. Jacques Chirac dormait alors dans ce qui était devenu la chambre de mon fils ! Il jouait dans le jardin et il lui arrivait de s'aventurer vers les maisons situées un peu plus loin ; c'est comme cela que je l'ai appris, par des voisins de la rue Lazare-Carnot. Cette histoire est tout de même curieuse, n'est-ce pas ?

Dès le premier trimestre de l'année 2001, Philippe Bas m'a demandé un rendez-vous et il est arrivé à la clinique de Montargis, où j'exerçais. Nous avons discuté longuement et il m'a expliqué les raisons qui le poussaient à se présenter comme candidat à la succession de Xavier Deniau. « Mais je sais par M. Chirac que si vous gagnez les élections municipales, vous avez l'ambition de vous présenter aux législatives ». Je lui ai répondu par l'affirmative en précisant que, si je ne gagnais pas ces élections, alors je l'aiderais. « Mais si je gagne, je demanderai l'investiture départementale puis nationale : je tenterai ma chance ». Et nous sommes tombés d'accord sur le principe.

Philippe Bas a été très correct, très « fair-play », comme on dit. Par la suite, il est devenu sénateur et président de la commission des Lois du Sénat – une commission très importante – et même premier questeur du Sénat.

Au cours de la campagne municipale du mois de mars 2001, il est venu à Montargis afin d'apporter son soutien à la liste que je présentais. J'ai gagné cette élection municipale et l'ambition de Philippe Bas de venir postuler la 4e circonscription du Loiret s'est arrêtée là. Nos relations ont été amicales et je pense qu'il a pu être à l'origine de ma promotion à la Légion d'honneur – je suis Chevalier de la Légion d'honneur – décoration que m'a remise Jacques Chirac dans le courant de l'année 2001. Je pense que je dois cette distinction à ma victoire aux municipales sur les communistes qui tenaient la mairie de Montargis depuis vingt ans. J'avais d'ailleurs été reçu par Michèle Alliot-Marie, ex-présidente du RPR. Elle avait réuni tous les députés qui avaient gagné les élections municipales face au Parti communiste : Montargis en faisait partie, ainsi que d'autres villes, notamment Évreux.

En 2002, à la suite des élections législatives, j'ai été reçu à l'Élysée par Jacques Chirac, en même temps que d'autres collègues qui eux aussi entamaient leur premier mandat de député. J'ai donc eu l'occasion de parler avec Jacques Chirac de ses séjours à Montargis – par la même occasion, je lui ai appris qu'il venait dans la maison que j'habitais, il l'ignorait ! – en même temps que de choses et d'autres. C'était un grand bavard et un grand amateur de bonne table. Lors du déjeuner, je l'ai vu boire une bière et déguster une bonne choucroute, fidèle à sa légende. Le repas était bien sûr préparé par Bernard Vaussion, qui a travaillé pendant quarante ans dans les cuisines de l'Élysée. Nommé chef des cuisines de la présidence de la République par Jacques Chirac en 2005, Bernard Vaussion a lui aussi ses attaches à Montargis. Né à Orléans, il a grandi au château de La Ferté-Saint-Aubin, dans le Loiret, où son père était régisseur et sa mère cuisinière. Depuis 2013, il a choisi de passer sa retraite dans un petit village rural du Montargois. Nous nous sommes rencontrés à plusieurs reprises, c'est quelqu'un de toujours très actif, par ailleurs parrain du lycée hôtelier de Montargis.

Dans les années qui suivirent, je suis retourné à l'Élysée, mais dans le cadre du travail. Je garde de bons souvenirs de ces moments avec Jacques Chirac.

Je l'ai dit, Philippe Bas a eu la correction de ne pas forcer le chemin. Il a été élu sénateur du département de la Manche. Sous la présidence de Nicolas Sarkozy, alors qu'il était ministre de la Santé et de la Sécurité sociale, il est venu à Montargis, pour inaugurer le Centre d'aide par le travail d'Amilly. Ensemble, nous avons posé la première pierre de l'un des bâtiments au cours d'une visite ministérielle très sympathique. Encore aujourd'hui, nous avons conservé des relations très amicales. Je l'ai d'ailleurs revu au cours de la campagne pour l'élection présidentielle de 2022.

Être maire

En mars 2001, j'ai gagné les élections municipales en triangulaire, face au Front national – très présent dans le Montargois à cette époque – et au Parti communiste sortant. Ce fut un bouleversement dans la vie de la ville, mais aussi dans celle de l'agglomération puisque, entre Montargis et Châlette, cela faisait vingt-cinq ans que ces deux villes étaient sous le joug communiste. La CGT et le Parti communiste y étaient très forts : c'était un changement radical d'orientation politique. Je me suis donc retrouvé médecin, syndicaliste, professionnel libéral et maire, mais aussi, dans le mois qui a suivi, président de l'Agglomération, qui s'appelait encore « le district ».

J'ai aimé mon mandat de maire de Montargis. Gérer une ville, s'adresser à une population, c'est le plus beau mandat. Il faut savoir discerner les points forts et les points faibles de la ville ; savoir ce dont elle a besoin ; avoir des projets et des ambitions pour les gens ; apporter un soutien à toutes les personnes en difficulté et essayer de faire évoluer la ville. Il est intéressant de rénover une ville, de la restructurer et de lui donner ses lettres de noblesse. Montargis est tout de même une ville au passé royal. Il fallait lui redonner une image de marque, ce que nous avons obtenu par son inscription dans le guide des *Plus beaux détours de France* et par son classement parmi « les 100 villes moyennes où il fait bon vivre ». Montargis a obtenu le niveau « 4 fleurs » dans le cadre du label « villes et villages fleuris », et même la « Fleur d'or », en 2021, un trophée attribué à seulement quarante villes en France depuis sa création en 2008. Ces distinctions récompensent notre volonté d'avoir une ville plus verte. Cela contribue à donner du cachet à cette ville située à une centaine de kilomètres de Paris, deuxième agglomération du département et surnommée « la Venise du Gâtinais ». Ça, c'est pour le bon côté de ces vingt années de mandat au cours desquelles, petit à petit, nous avons pu apporter des améliorations notables. Je pense que chacun peut en être fier.

Mais, il y a aussi les difficultés. Elles m'ont causé beaucoup de soucis pendant toutes ces années. Il y a notamment une faiblesse du côté de l'emploi, avec un taux de chômage toujours important, malgré tous nos efforts et malgré le développement des commerces, des entreprises artisanales, industrielles ou de services. Nous avons de grandes entreprises, comme Sanofi, Hutchinson, ICT – des Italiens qui ont investi plus de 100 millions d'euros pour créer leur usine qui aujourd'hui emploie 300 personnes – ou encore Cegedim, à Amilly, qui emploie 350 personnes. On a aussi des PME de qualité, qui jouent dans la cour des grands dans le domaine de l'aérospatiale, de l'aéronautique, de l'automobile : je pense à Faurecia, à Nogent-sur-Vernisson ; à Visco, située à Châlette tout comme JSM-Perrin, entreprise qui fabrique des pièces mécaniques ; je pense aussi à Redex, autre entreprise industrielle, installée à Ferrières. Nous sommes dans le giron d'entreprises formidables qui développent de l'emploi et ont un haut niveau de technicité. Malgré tout, le taux de chômage augmente parce que nous n'avons pas d'établissement universitaire ni d'enseignement supérieur en dehors des lycées. Tout projet d'IUT étant incompatible avec l'orientation universitaire régionale, nous avions créé, avec l'aval du ministère, une licence professionnelle Bac +3. Malheureusement, cela n'a duré que peu de temps. Nous avons donc à faire face à une difficulté dans la qualification des salariés. Or, qui dit manque de qualification dit déficit d'emplois, car les entreprises ont besoin de salariés qualifiés. Il a donc fallu se battre régulièrement pour essayer d'obtenir des formations. On essaie de le faire par le biais du CFA, le centre de formation des apprentis ; on a essayé de le faire avec un Bac +3 au lycée Durzy en lien avec l'université d'Orléans, afin de proposer une licence professionnelle. Malheureusement, elle n'a tenu que peu d'années, car on ne nous a pas suivis dans ce domaine-là. On nous a un peu rogné les ailes dans le domaine de l'enseignement supérieur. Dans les faits, cela génère des difficultés d'emploi pour les jeunes s'ils restent non qualifiés. Ils se retrouvent sur le carreau et vont chercher un emploi ailleurs. Cette jeunesse, qualifiée ou non, s'en va, il n'est pas facile de la retenir ni de la faire revenir.

L'autre difficulté réside dans la proximité de l'Île-de-France. On se retrouve avec des flux de population, des gens qui sont venus ici pour s'installer ; pas uniquement pour la retraite, mais plutôt parce que, du côté du logement, ils trouvaient moins cher dans le Montargois que dans la région parisienne. Mais cette population a aussi besoin de trouver de l'emploi, car au bout d'un moment, elle se lasse de faire les allers-retours entre Montargis et Paris, ou bien parce que leur entreprise ferme et qu'elle se retrouve au chômage ici. Le taux de chômage local se retrouve donc gonflé de façon artificielle, alors que nos entreprises continuent de fonctionner. On se retrouve ainsi avec une population nouvelle qui malheureusement est arrivée alors qu'elle était au chômage et qui s'est installée ici.

Je pense aussi au flux de population d'origine étrangère qui, ne pouvant pas rester en région parisienne, débarque par le train et arrive ici à la recherche de logements sociaux ou d'hébergements d'urgence. Nous avons pu en obtenir avec Imanis et la Fondation Abbé Pierre. Au-delà des questions de chômage, cette population, défavorisée et assez précaire, augmente le taux de pauvreté. C'est ce que j'appelle le baromètre social. D'un côté du cadran de ce baromètre social, on a les commerçants, les entrepreneurs, les professions libérales, la fonction publique, etc. ; de l'autre côté, on a le taux de chômage et les personnes arrivées ici sans emploi. On se retrouve donc à cumuler toutes ces difficultés et un climat social difficile.

Pendant toutes ces années, il a donc fallu faire la part des choses entre les atouts de cette ville et ses handicaps, et essayer de jongler avec les deux. J'ai cru, j'espérais, que le développement de la ville elle-même, par le biais de l'amélioration de ses infrastructures et de celui de son esthétique, pourrait attirer de nouvelles propositions d'emploi, mais si on veut aller au bout de cette question, il y a aussi les débats politiques locaux, si bien qu'il n'y a malheureusement pas d'ambition de développement consensuel d'un territoire. Je pense pouvoir dire que beaucoup d'habitants, notamment des jeunes, ont préféré quitter le centre-ville, comme dans toutes les villes de France, pour aller en périphérie afin de pouvoir disposer de jardins et d'espaces verts, pour pouvoir vivre dans des pavillons, plutôt que dans des immeubles. C'est une population qui s'éparpille dans le milieu rural, ou dans un milieu mi-urbain, mi-rural, ce qui fait que la ville-centre se dépeuple peu à peu, tandis que la population des périphéries augmente.

Être président d'une agglomération

Au moment de mon élection en 2001, Montargis était la ville centre de ce que l'on appelait alors « le district », le deuxième créé en France en 1959, après le district d'agglomération de Montbéliard. Il réunissait six communes : Montargis, Villemandeur, Amilly, Châlette, Paucourt et Cepoy. En tant que maire de la ville centre, je devais en prendre la présidence avec pour objectif de le transformer en communauté d'agglomération. Il était logique que la ville-centre, qui comptait alors 15 000 habitants, gère ce district, qui en comptait environ 50 000. Ce district a rapidement été transformé en communauté d'agglomération, en y ajoutant progressivement une dizaine de communes. En l'espace d'une douzaine d'années, nous sommes arrivés à quinze communes. Actuellement, nous avons une communauté d'agglomération de 65 000 habitants. Celle-ci a été créée sans trop de difficulté de la part des uns et des autres. Il n'y a pas eu de problème électoral, et cela s'est fait correctement dès l'instant où chacun trouvait sa place, son intérêt, pour pouvoir exister.

Il faut savoir que – contrairement à ce qui se passe dans une mairie où on est majoritaire intégral – dans une intercommunalité, il faut chercher le consensus. Sur quinze communes, on ne peut pas avoir quinze opinions politiques identiques : il y a forcément des diversités d'opinions. Dans ce cas, il faut rechercher le consensus, ce que nous avons obtenu dès 2001, jusqu'à ce que je cède la place en 2018. Pendant dix-sept ans, il n'y a pas eu le moindre problème, quel qu'il soit, et dans quelque domaine que ce soit, économie, social, développement, infrastructure, travaux, culture, etc. Les tâches ont été réparties entre les uns et les autres, quelles que soient nos divergences d'opinions, et nous avons travaillé ensemble. Le fait de travailler ensemble, en composant avec les opinions de chacun, permettait de parvenir à un bon résultat. Nous étions motivés par le fait de donner l'image, non pas d'une seule commune, mais celle d'un territoire : le Gâtinais montargois. Cependant, je voulais que l'on aille plus loin au sujet du bassin d'emploi. Le bassin d'emplois coïncide avec le bassin de vie. Ce bassin de vie, qui réunit toutes les communes, correspond à une population de 135 000 habitants. Le bassin d'emploi est inclus dans le bassin de vie et la communauté d'agglomération fait partie du bassin de vie, au même titre que les autres intercommunalités, c'est-à-dire la communauté de Ferrières, celle de Dordives, de Courtenay, de Château-Renard, etc. Il faut donc réussir à fédérer tout le monde. Ma motivation était de réunir des communes d'opinions diverses et de travailler ensemble afin de pouvoir donner l'image extérieure d'un territoire reconnu. À présent, on reconnaît mieux le territoire du Montargois. Quand on parle de Montargis, on ne parle pas uniquement de la ville, mais de tout un ensemble, d'autant que toutes les entreprises ne sont pas situées à Montargis. Quand on parle d'Hutchinson, on ne parle pas de Châlette, on parle de l'agglomération de Montargis. Il en va de même pour ce qui concerne le sport ou la culture : on donne une image, qui permet de faire rayonner. Il me semble qu'aujourd'hui, on peut faire le constat d'un développement, mais aussi d'un renouveau, que ce soit celui de la ville de Montargis, mais aussi de l'agglomération.

Sur les questions des finances et du budget de développement, les élus des communes environnantes divergent. Ils profitent de la ville-centre. Je pense notamment aux taxes fiscales. Ces élus ne participent pas à l'évolution d'une agglomération qui devrait être beaucoup plus importante et où chacun pourrait se partager toutes ces difficultés, que ce soit sur le plan social, commercial ou bien sur le front de l'emploi. On a eu beau mettre en place ce que l'on appelle la taxe professionnelle unique, on a eu beau modifier la taxe d'habitation, une forme d'individualisme municipal demeure, au détriment de l'intérêt collectif et ça, je le déplore.

Pour ma part, j'estime qu'il faut plutôt que l'on réfléchisse en termes de bassin d'emploi, de bassin économique et de bassin social, dans un territoire où il n'y a pas de frontières entre les communes. Il ne s'agit pas pour autant d'en faire une grande ville, mais de raisonner plutôt en termes de communauté consensuelle dans laquelle tout le monde va dans le même sens. J'avais rêvé de créer une sorte de métropole semi-urbaine et semi-rurale que l'on aurait appelée le « Gâtinais en Montargois » ou le « Montargois en Gâtinais », de façon à réunir les 80 communes de la circonscription. Tous, nous partageons des services administratifs, sanitaires, fiscaux, sociaux, économiques, commerciaux ; nous partageons également les mêmes services publics, notamment la gare SNCF, le centre hospitalier et la clinique ; nous nous partageons tout cela, mais chacun reste dans son petit coin, sans voir que, pour pouvoir se développer, il faut plutôt qu'on aille tous dans le même sens. Des difficultés de développement peuvent découler de cette attitude, notamment par rapport à des agglomérations qui se développent davantage, comme c'est le cas de la métropole d'Orléans. Une métropole est intéressante quand elle rayonne, mais la situation devient délicate quand cette métropole siphonne. Or, aujourd'hui, on voit ces métropoles vider de leur substance les petits territoires comme les nôtres. Si on ne se réunit pas, les uns et les autres, si on ne se serre pas les coudes, on dépérit peu à peu. Chacun pense qu'il va tirer individuellement intérêt de sa commune, mais ce ne sera pas le cas. Si on n'a pas cette force de réunion, les petites communes dépériront elles aussi, à leur tour, dans les années à venir.

Pourquoi dire cela ? La ville de Montargis compte 15 000 habitants. L'agglomération montargoise en compte 65 000. Amilly et Châlette comptent chacune environ 13 000 habitants. Les autres petites communes forment le reste de cette population de 65 000 habitants. Autour de ce bassin de population, on a 140 000 habitants. Pour résumer, l'agglomération elle-même compte 65 000 habitants, mais avec la population des petites communes qui l'entourent, cela donne 140 000 habitants. Ces 65 000 habitants qui habitent dans les villages rayonnant autour du cœur de l'Agglo viennent vers le centre pour travailler, faire leurs courses et pour leurs activités de loisirs, suivant ainsi un mouvement centripète. La force centripète se dirige vers le centre tandis que la force centrifuge tend à éloigner du centre de rotation. Avec une force centrifuge, la population du Montargois prend le chemin d'Orléans, de la région parisienne ou d'autres régions. Pour ma part, je souhaitais que des forces centripètes se développent peu à peu. C'est l'une des difficultés auxquelles j'ai été confronté dans la politique que j'ai pu conduire en vingt ans. J'avais l'espoir de pouvoir atteindre cet objectif. Mais année après année, j'ai pu constater que chacun freine, chacun a peur de perdre de son identité alors que ce n'est pas un problème d'hégémonie lié à une personne, plutôt un problème d'hégémonie lié à un territoire. Ce territoire pourrait être démocratiquement géré par un conseil de tous les maires, qui élirait un bureau représentatif. Il s'agit d'une démocratie vivante, dont l'existence serait justifiée par la conduite de l'intérêt d'un territoire pensé comme une petite métropole. Il ne s'agit plus d'une intercommunalité dans laquelle les communes restent individuelles, mais bel et bien d'une métropole, car il y aurait réunion des communes.

On ne va pas l'appeler « métropole » au regard de la taille de celle d'Orléans, mais ce territoire de 140 000 habitants pourrait tout de même s'appeler « Métropole gâtinaise » ou « Métropole de l'Est du Loiret ». Tels étaient mes rêves, mais malheureusement, ils se sont progressivement délités puisque, encore à ce jour, au moment où j'écris, je vois mal ces choses-là avancer. Avant que je ne quitte mon mandat de maire ainsi que la présidence de l'Agglo, on a pu créer le PETR, Pôle d'équilibre territorial et rural. C'est bien. Cela existe dans les textes, mais cela montre aussi la faiblesse du débat. On a créé ce PETR en lieu et place de cette assemblée de quatre-vingts communes. Avec ce pôle environnemental, on se réunit pour débattre et partager certaines choses, mais ce PETR est le parent pauvre d'un territoire métropolitain vraiment construit. En effet, on ne rentre pas dans les mêmes règles fiscales et financières ni dans les mêmes règles de développement par rapport à ce qui existe partout en France où de tels exemples ont fonctionné. Je pense à Dreux et Annecy, notamment, dont le développement à ce jour est un succès. C'est le point faible que je souhaite évoquer et que je regrette en tant qu'ancien président d'agglomération ayant dû arrêter un travail inachevé en raison de la loi anti-cumul des mandats, mais aussi de l'âge. Il y a un moment où il faut savoir s'arrêter, tourner la page et dire « À présent, place aux jeunes, place à d'autres qui viendront derrière ». Mais je voudrais les avertir en disant « pourvu que quelqu'un prenne le relais de ce qui aurait pu être fait, de ce qui aurait pu être tenté si on avait été beaucoup plus courageux, si on avait tenté la création de la métropole depuis déjà deux ou trois ans ». Cela aura été l'ambition de mon dernier mandat, de 2014 à 2018. C'était dans mes projets, mais malheureusement, ça s'est arrêté au PETR. Cela fait partie des échecs de mon mandat à la présidence de l'agglomération.

Toujours sur le plan de la politique locale, par l'intermédiaire de la présidence de l'agglomération, il me fallait discuter et obtenir la quasi-unanimité des quinze communes. Les compétences de la communauté d'agglomération sont importantes : il s'agit de l'économie – les communes ont transféré leur compétence économique vers la communauté d'agglomération –, du social, des infrastructures, des transports, de la gestion des ordures ménagères, du centre hospitalier et du Service départemental d'incendie et de secours. Ces services publics sont du ressort de l'Agglomération et demandent les efforts de chacun pour des financements globaux. Malheureusement, c'était toujours la même chose, il y avait des réticences des uns par rapport aux autres, car certains ne voulaient pas perdre leurs prérogatives ou leurs propres compétences, ou bien refusaient de réfléchir à la mutualisation des moyens qui aurait consisté à mettre en commun certains secteurs et services. Sur les quinze communes qui forment l'actuelle agglomération, on dénombre environ 1 300 à 1 400 salariés fonctionnaires : est-ce normal ? Est-il normal qu'il y ait quinze services financiers, autant de CCAS – Centre communal d'action sociale – au lieu d'avoir un Conseil intercommunautaire d'action sociale ? Est-il normal que l'on multiplie par quinze tous ces domaines ? J'aurais rêvé, là aussi, d'une mutualisation des services puisque nous avons déjà à gérer ensemble le service d'incendie et de secours, l'hôpital, les déchets, les transports, l'eau et l'assainissement. Ces services-là sont partagés. Pour le reste, chacun a voulu continuer à défendre son pré carré, pour ne pas avoir l'impression de perdre son clocher, alors que le clocher reste au centre de la commune, au centre du village : il n'est pas question de le déplacer.

Ces réflexions me viennent avec le recul. Tout aurait pu bien se passer avec une agglomération – je parle bien de l'agglomération, pas d'une assemblée des quatre-vingts communes du bassin de vie – plus solidaire, plus consensuelle, qui serait allée vers le débat, vers l'évolution, vers la transformation. Certains ont également des appétits qui ne sont pas les miens, des personnes qui avaient l'ambition d'être maîtres chez eux, sans intégrer l'ensemble. Je ne ressens pas ce besoin d'être nécessairement maître chez moi, en dehors de la communauté. Il faut que nous soyons réunis tous ensemble, de façon à pouvoir gérer avec chacune des communes de l'agglomération. Actuellement, l'agglomération réunit quinze communes avec quinze maires et leurs adjoints qui, ensemble, représentent un exécutif. Les vice-présidents et le président sont élus, et non pas désignés. Il faut avoir l'accord et l'aval des élus de l'agglomération. Mais là encore, certains voulaient rester tellement maîtres chez eux qu'ils en ont oublié l'essentiel : l'intérêt général. Est-il normal, sur un territoire comme le nôtre, qu'il y ait plusieurs piscines ? Plusieurs clubs d'un même sport ? Certains territoires en France ont eu l'intelligence de réunir leurs clubs de football, de rugby, etc. Au lieu de cela, nous nous retrouvons ici avec plusieurs clubs de la même discipline. La question est la même que pour la mutualisation des services qui aurait été dans l'intérêt de tous : pourquoi ?

De son côté, la population ne voit pas de frontières entre les communes. Elle considère qu'elle est bien ou mal là où elle réside.

Elle va aller habiter là où elle va se trouver le mieux, mais cela ne l'empêchera pas de se déplacer pour aller vers les centres commerciaux, chez le médecin, l'avocat, le notaire, à la banque ailleurs que sur son territoire de résidence. La population se déplace en fonction de son intérêt personnel pour choisir sa résidence, mais également en fonction de ses besoins. Il y a donc d'une part les intérêts motivés par l'habitat et, de l'autre, ceux motivés par la vie quotidienne. La population d'un bassin, d'une agglomération, ne prend pas en considération le fait que, à quelques mètres près, d'autres règles s'appliquent.

On va m'accuser de vouloir faire disparaître les communes. Elles sont près de 35 000 en France. L'agglomération de Montargis en dénombre quinze et le bassin d'emploi en compte environ 80. Il n'est pas question de les faire disparaître. Chacune a son clocher, sa place centrale, son identité, à commencer par son nom et son histoire : il faut les conserver. Si on veut qu'elles connaissent une évolution intéressante, qu'elles aillent vers un intérêt collectif, elles doivent intégrer l'ensemble des communes avoisinantes. L'intérêt personnel vaut pour l'endroit où l'on se trouve bien, avec son jardin et sa maison bien au calme, loin de l'insécurité et de la délinquance : on renvoie la balle de ce que l'on ne veut pas avoir chez soi. L'histoire du coq Maurice, sur l'île d'Oléron, est un exemple fantastique de ce travers qui conduit un certain type de population à vouloir un bien-être individuel et personnel, mais ne supporte pas ce qui se passe dans leur entourage immédiat. Ces personnes vont supporter d'aller dans des villages un peu éloignés pour être au calme, mais vont être mécontentes si ces villages n'ont guère de services ni de commodités. Elles vont être mécontentes qu'un commerce ferme, mécontentes du manque de places de parking, mécontentes des files d'attente, mécontentes du manque de médecins, mais contentes de leur « chez eux », à condition qu'il n'y ait pas un coq à proximité, et pas de cloches qui sonnent à l'église. Une affaire de ce genre est d'ailleurs survenue à Vimory, village tout proche de Montargis.

Je trouve intéressant d'étudier la mentalité de chacun, sur le territoire qu'il habite, afin de savoir ce qu'il veut. Mais pour le genre de personne que je viens d'évoquer, il est difficile de savoir ce qu'elles veulent. J'ai envie de dire qu'elles veulent tout ce qu'elles n'ont pas. Elles voudraient avoir tout, mais du conditionnel « je voudrais », ces personnes passent au « je veux ». « Je voudrais », je le comprends ; mais « je veux », là je ne comprends plus et je leur dis « Si vous voulez telle ou telle chose, participez au développement de notre petit territoire. Ensuite, c'est un message à transmettre à celles et ceux qui vous représentent, ceux que vous avez élus : c'est à eux de construire ce que vous voudriez ». Si la réponse à « Je veux » est « Nous ne pouvons pas » ou bien « Nous ne pourrons pas », ils n'acceptent pas cette réponse. Ce sont des jeux de sémantique, mais c'est tout l'intérêt de la politique, un mot dont je garde toujours la définition présente à l'esprit : la politique, c'est la vie de la cité, la vie de la communauté ; c'est la vie en commun. Les débats sont nécessaires.

Je suis très inquiet de ce que l'on appelle « les citoyens », « les associations de citoyens », une tendance qui a émergé il y a quelques années dans le contexte de tensions entre les citoyens et les institutions chargées de les représenter. La Convention citoyenne pour le climat, voulue en 2019 par le président Macron à la suite de la crise des Gilets jaunes, en est un exemple. Elle était composée de 150 citoyens tirés au sort à partir des listes électorales et des listes d'abonnés téléphoniques. Certes, ils se sont réunis, mais ils ont siégé de façon individuelle et personnelle. C'est une addition d'intérêts personnels qui débouche sur une cacophonie : comment peut-on en sortir de grandes idées d'intérêt commun ? Alors que la démocratie, telle qu'elle a été pensée par nos prédécesseurs lointains, a été créée sur la base d'élections ; un droit de vote devenu au fil du temps le suffrage universel, auquel s'est ajouté fort heureusement celui des femmes depuis l'ordonnance du général de Gaulle, le 21 avril 1944. Au-delà des scrutins nationaux, les scrutins locaux permettent d'élire des candidats qui aspirent à gérer la politique de leur ville. Je trouve bien que des gens s'engagent et qu'ils proposent leur candidature : plus il y en a, mieux c'est. Ils sont élus ou ils sont battus : c'est la règle. Ceux qui ne sont pas élus auront l'occasion de se présenter à nouveau. Pour se présenter, il n'y a pas besoin d'avoir fait d'études ou d'être d'une certaine catégorie sociale : chacun a la possibilité de se présenter, quel qu'il soit. Chaque individu en a la possibilité, dès l'instant qu'il respecte les règles électorales : il faut qu'il ait l'âge requis et qu'il soit de nationalité française (et encore, sommes-nous en train de bouger sur ce point à l'échelon local) ; il ne faut pas qu'il soit déchu de ses droits civils et politiques. De l'instant qu'on répond à ces critères, chacun peut se présenter. Je préfère cette démocratie. Quant à ceux qui sont élus, ils ont à rendre des comptes. Ils vont gérer en fonction du programme pour lequel ils ont été élus ; il faut donc qu'ils respectent ce programme. Il ne faut pas qu'ils mentent ; ils doivent s'engager à respecter ce qu'ils ont proposé. La population peut juger si ce qui est réalisé est conforme à ce pour quoi elle a voté et elle pourra, le cas échéant, sanctionner l'élu. C'est ça, la règle, et on sanctionne au bout de cinq ou six ans, en fonction de la durée du mandat. Les citoyens se disent éloignés des partis politiques – cela peut se comprendre – mais ils sont de sensibilités diverses. Ce sont des individualités qui vont formuler diverses propositions. Or, pour concrétiser des projets, il faut parvenir à un consensus. Il se trouve que cela ne fonctionne pas. J'ai vu les 150 membres de la conférence citoyenne pour le climat remettre des propositions hétéroclites, non conciliables, parfois contradictoires, si bien que les élus en place ne peuvent les prendre en compte, ce qui crée à nouveau des conflits.

Sur le plan local, certains citoyens veulent dire « non » aux élus, pensant que la vie politique locale se passerait bien de ceux-ci. C'est leur idéologie. L'on ne comprend plus s'ils sont encore réellement républicains ou s'ils sont individualistes. Être républicain, cela veut dire que l'on vit ensemble dans une collectivité républicaine, animée par des valeurs républicaines et les idéaux démocratiques de la Révolution française.

Une fois qu'on est élu, on est content. On est heureux, on travaille, il faut qu'on avance, qu'on réfléchisse et que, chaque année ou tous les six mois, on rencontre la population notamment dans le cadre de réunions de quartier, avec des populations différentes ou en proposant des projets dont on peut débattre régulièrement. Je pense l'avoir fait au minimum tous les ans en réunissant les habitants dans chaque quartier. Ceux-ci sont libres de venir ou non, ils ont des propositions ou ils n'en ont pas. En tant qu'élu, en tant que maire, mais aussi en tant que député, je suis venu assister à ces réunions ; j'ai écouté mes interlocuteurs, y compris dans leurs reproches, afin de pouvoir répondre et m'expliquer en vis-à-vis : c'est essentiel. Sur le même principe – je l'ai fait comme beaucoup de maires –, il faut régulièrement répondre aux invitations afin d'assister aux assemblées générales de toutes les associations qui existent, quelles qu'elles soient, que ce soit une association de personnes âgées, une association patriotique, une association à vocation sociale, sportive ou culturelle, quel que soit le domaine, il faut aller les écouter et leur faire part de nos projets. Quand ils savent que le maire ou le député sera présent, les adhérents ou militants prennent d'autant plus part aux assemblées générales. Et l'on peut s'expliquer. On est reçu, bien ou moins bien, cela dépend, mais j'ai la fierté de dire que j'ai toujours été bien reçu, quelles que soient les associations. Dès l'instant où l'on est présent, on y va et on s'explique sans mentir. On donne des réponses réelles et c'est dans ces moments-là qu'on est jugé. La population exprime directement son jugement, sans avoir systématiquement recours aux réseaux sociaux, aux pétitions ou aux manifestations.

Face aux drames

Dans ma vie d'élu local, il m'est arrivé d'être confronté à des drames. Il fallait y faire face, de jour comme de nuit. J'ai encore très présent à l'esprit le souvenir d'un appartement de la rue du Loing, juste avant le tribunal ; un appartement en mauvais état qui avait été loué par un propriétaire peu scrupuleux des règles de l'habitat. Il avait loué cet appartement à deux étudiants du lycée Saint-Louis, un frère et une sœur. Or l'appartement a pris feu. On m'a appelé vers 10h ou 11h du soir, pour malheureusement constater que ces deux jeunes gens avaient été pris dans les flammes et qu'on ne les reverrait plus. Ce furent plusieurs heures de chagrin et des journées très dures. Malheureusement, ces drames existent partout, mais quand on y a été confronté, cela laisse une trace indélébile. Le souvenir de cette nuit reste ancré dans ma pensée. En la mémoire de ces deux jeunes étudiants, nous avons planté un *Ginkgo biloba* dans le jardin de l'ancien château. C'est vraiment un terrible souvenir.

En tant que maire, j'ai aussi le souvenir de l'incendie de la mairie. C'était en 2002. Je me trouvais à Paris quand la sous-préfète de l'époque m'a téléphoné en me disant « Monsieur le député-maire, la mairie est en train de brûler ! On est avec les pompiers, vos adjoints ont été appelés, il faudrait que vous veniez, vite ! ». Je n'avais pas de voiture. Elle m'a envoyé un chauffeur et je suis arrivé à 1h du matin pour constater les dégâts : la mairie était en cendres. Il a fallu réagir dans les 24 heures qui ont suivi le désastre, car pour les fonctionnaires et les citoyens, il fallait assurer la permanence de la vie municipale. Au cours des deux journées qui ont suivi, on a déménagé l'école de musique vers la rue Émile-Zola, dans d'anciens bâtiments du Conseil général abandonnés, puis on a transféré les services de la mairie. Pendant 18 mois, le temps de la reconstruction, la mairie a occupé les locaux du conservatoire. Il a fallu faire très vite, avec le soutien de l'administration publique – en particulier de l'administration préfectorale – afin de lancer les travaux le plus vite possible, sans réelles contraintes d'appels d'offres ou autres dossiers administratifs qui pullulent et nous exaspèrent, car cela cause des pertes de temps épouvantables. En l'espace de deux à trois jours, on a pu obtenir l'accord des administrations préfectorales afin de lancer les travaux. C'est ainsi qu'en dix-huit mois, la mairie a été reconstruite et qu'elle est ce qu'elle est aujourd'hui.

Malheureusement, je n'en avais pas fini avec les incendies, car j'ai encore eu à en affronter deux. Il y a d'abord eu celui de l'école Génébrier, le jeudi de l'Ascension, en 2011. La directrice de l'école m'a appelé en me disant « Monsieur le Maire, venez vite l'école brûle ! ». On a su par la suite qu'il s'agissait de l'acte d'un jeune du quartier qui avait jeté un objet incendiaire sur cette école en grande partie construite en bois. C'était la plus belle école de la ville et elle s'est retrouvée en cendres en l'espace de quelques heures. Là aussi, il a fallu réagir afin de transférer cette école maternelle et primaire. On a fait venir des modules Algeco dans la cour voisine de façon à les transformer en classes et en sanitaires. Les élèves ont pu continuer leurs classes dans ces constructions temporaires pendant la reconstruction.

Et comme cela ne s'arrête jamais, il y a eu un troisième incendie. J'avais toujours dit « Jamais deux sans trois » : ce fut la très belle école de voile qui donne sur le lac. Elle a brûlé le 2 juillet 2015 à 5h du matin, à la suite à un malheureux court-circuit. Le président de l'école de voile m'a appelé à 6h30 du matin. Je n'ai pu que constater que l'école était tombée en cendres, de même que tous les bateaux, toutes les planches à voile et tout le matériel que ce club avait réussi à rassembler. Là aussi, il a fallu trouver des solutions pour que les adhérents puissent continuer à pratiquer leur sport. On a racheté des bateaux et on les a logés dans les sous-sols de la piscine. Ainsi, ces sportifs ont pu continuer leurs activités sur le lac. Là encore, on a pu trouver une solution en urgence.

Mais comme ces drames sont une histoire sans fin, il y a eu les événements de juin 2016, deux ans avant que je quitte mes fonctions de maire. Comme dans beaucoup de villes de France, Montargis a connu une inondation catastrophique. Des pluies diluviennes tombaient depuis plusieurs jours, grossissant les nombreux cours d'eau qui parcourent la ville. Une digue a finalement rompu tandis que le Loing et le canal débordaient, mettant la ville sous l'eau. On a malheureusement eu à déplorer le décès d'une personne, emportée par les flots du côté du faubourg d'Orléans. Il y a eu beaucoup de dégâts dans les maisons, surtout dans le centre-ville, mais aussi au musée Girodet, dont on venait juste de finir les travaux et qui allait être inauguré. Il avait les pieds dans l'eau : 3 000 œuvres étaient trempées, une catastrophe. À l'Hôtel d'agglomération, les sous-sols étaient inondés et l'installation informatique sous l'eau. Là aussi, il a fallu trouver des solutions pour parvenir à s'en sortir. Un an et demi de travaux a été nécessaire pour que le musée finisse par rouvrir avec la plupart de ses œuvres restaurées (un miracle et un travail de titan de la part des restaurateurs d'œuvres d'art) et que l'Hôtel communautaire puisse repartir du bon pied.

Ce sont des épisodes difficiles qui traversent la vie d'un maire, mais, avec un mandat de parlementaire, on peut obtenir des soutiens considérables à l'échelon régional et national. Manuel Valls, alors Premier ministre, est venu par deux fois nous rendre visite pendant la période de reconstruction qui a suivi cette inondation, de même que Bernard Cazeneuve, alors ministre de l'Intérieur. Madame Royal, en tant que ministre de l'Écologie, m'a également reçu et nous a apporté un financement très important afin de réparer les dégâts sur le canal et sur le Loing. En tant que parlementaire, mes liens ministériels ont permis que ces élus nationaux viennent constater et apporter leur soutien, y compris financier. C'est ce qui nous a permis de répondre présents et de pouvoir dire aux élus locaux qu'ils n'étaient pas abandonnés à leur triste sort. Ce lien privilégié entre l'élu local et l'élu national permet souvent de sortir de tous ces mauvais pas sur le plan communal.

Premiers pas à l'Assemblée nationale

Sur le plan local, j'ai donc à la fois tenu le rôle de maire, de président d'agglomération, mais aussi de député. Ce triptyque peut parfois être lourd à porter pour une seule personne, mais il fallait le faire, de façon à engager la ville, le Montargois et l'ensemble de la circonscription dans la voie du développement. Or être à la fois maire et député, comme le cumul des mandats l'autorisait alors, me semblait un très bon moyen pour y parvenir. L'élection législative n'intéressait plus une simple commune de 15 000 habitants, mais une circonscription de plus de 120 000 personnes. Avec la surcharge de travail due à mes diverses fonctions d'élu, j'ai pris ma retraite en tant que médecin à la clinique, mais j'ai tout de même gardé pendant environ cinq ans, des consultations d'expertises, pour des compagnies d'assurances, un exercice qui se planifie facilement sur calendrier.

En juin 2002, j'ai été élu au second tour face à une candidate socialiste avec 65,65 % des voix. Je me suis donc retrouvé représentant de la circonscription et député de la nation. On fait alors partie des 577 parlementaires qui vont s'occuper pendant cinq ans des problèmes de la France. En quelques heures, je me suis trouvé transporté de Montargis à une autre dimension. Car c'est une tout autre dimension.

Le mardi 25 juin 2002, soit à peine 48h après l'élection, je franchissais pour la première fois les portes du Palais Bourbon, ce temple de la démocratie. Je m'y étais déjà rendu, en tant que simple visiteur : on pénètre dans un bâtiment dans lequel tout est patrimonial. On en contemple l'architecture, on admire les ors des salons, on fait connaissance avec l'hémicycle et on entre en contact avec l'histoire de France. Mais quand on devient député, c'est autre chose : élu membre du Parlement, on prend très vite pension à l'Assemblée ; on sait dès la séance d'ouverture de la législature que l'on va y passer cinq ans, sauf en cas de dissolution.

Une fois à l'intérieur, la première personne que l'on voit est un huissier, gardien du temple – si on peut dire – qui vous dirige vers le parcours d'accueil. Car il faut en passer par de multiples étapes de formalités administratives. À la première étape, j'ai décliné mon identité et j'ai dit de quelle circonscription je venais. On m'a alors remis un porte-documents, avec le règlement de l'Assemblée nationale, la Constitution de 1958, la liste des commissions permanentes, la nature du travail qui attend le nouvel élu ; des documents à regarder à tête reposée, afin de les intégrer. Ensuite, on m'a demandé de me rendre au studio photographique afin d'établir une carte d'identité de parlementaire, une photo appelée à figurer ensuite sur le site Internet de l'Assemblée nationale et sur d'autres documents officiels. Sur le chemin, la première personne que j'ai croisée fut Jean-Louis Debré, haut personnage de l'État. Je le connaissais, car je l'avais rencontré une fois ou deux, mais de manière succincte. Or le voilà qui m'attrape par le bras et qui m'appelle par mon prénom ! « Jean-Pierre, viens avec moi, je te conduis : je te prends en main pour tes premiers pas à l'Assemblée ! ». Voilà comment je me suis retrouvé cornaqué par Jean-Louis Debré, l'un des « lieutenants » de Jacques Chirac, ancien ministre de l'Intérieur, par ailleurs président du groupe RPR à l'Assemblée de 1997 à 2002. Il m'a emmené au studio photographique et m'a dit que je le retrouverai dans le couloir une fois que cette photo serait prise, afin de continuer ensemble la visite. J'avais trouvé là un guide prestigieux ! Je faisais mon entrée à l'Assemblée nationale en roulant un peu des épaules, car j'appartenais à la majorité : on était en pleine « vague bleue » et je faisais partie de ce qu'on appelait alors l'UMP, l'Union pour un mouvement populaire. Le gouvernement avait été installé un mois après l'élection de Jacques Chirac, en mai 2002. Dans ce premier gouvernement Raffarin, Jean-François Mattéi avait été nommé à la Santé, un ministère important, au cœur de mes préoccupations. Il y avait aussi Jacques Barrot, président du groupe politique de l'UMP à l'Assemblée, ministre du Travail et des Affaires sociales de 1995 à 1997 et qui avait été ministre de la Santé de 1979 à 1981. Par la suite, il allait devenir vice-président de la Commission européenne puis membre du Conseil constitutionnel. Il se trouvait que je le connaissais déjà : en 1995-1996, il avait conçu le Plan Juppé pour la Sécurité sociale, au sujet duquel je n'étais pas d'accord. À l'époque, j'étais syndicaliste : j'avais donc eu l'occasion de le rencontrer et de lui dire ce que je pensais sans savoir, bien sûr, que je le retrouverais six ans plus tard, à la tête de notre mouvement alors majoritaire.

En ce mois de juin 2002, c'est donc Jean-Louis Debré qui m'a accompagné lors du parcours d'accueil. Après les photos d'identité, après avoir fait le tour des formalités administratives, il fallait procéder à l'élection du chef du groupe politique : ce fut Jacques Barrot, personnage central de l'UMP, au même titre que Claude Goasguen et Bernard Accoyer. On a commencé par quelques réunions afin de choisir dans quelle commission chacun allait siéger. Chacun était invité à inscrire sa ou ses priorités. Pour ma part, je n'avais qu'un seul choix à indiquer : la commission des Affaires culturelles, familiales et sociales (c'était son appellation avant qu'elle ne soit scindée en deux). C'était une importante commission, aux compétences très larges qui incluaient le domaine de la santé. Le président élu de cette commission était Jean-Michel Dubernard, éminent professeur de chirurgie avec lequel j'ai aimé travailler.

Ces premières journées sonnaient comme la rentrée des classes. Nous étions comme des élèves entrant dans un nouvel établissement : on se répartit à droite et à gauche dans l'hémicycle ; on commence à se rencontrer les uns et les autres, à faire connaissance. Les premières réunions se tenaient dans la salle Victor-Hugo, dans l'immeuble Chaban-Delmas, un grand hémicycle en bas du 101 de la rue de l'Université, là où nous attendaient tous les ministres de l'époque, ceux du premier gouvernement Raffarin. Je retrouvais celles et ceux que j'avais connus auparavant – notamment Philippe Douste-Blazy et Michèle Alliot-Marie –, quand j'avais commencé à faire de la politique, au moment des élections municipales. Chaque ministre s'est présenté à nous et nous a expliqué ce qui était attendu de nous.

Très vite, je me suis retrouvé dans le vif du sujet, car quelques jours plus tard, la commission des Affaires culturelles, familiales et sociales était constituée. Elle comptait environ soixante-dix députés. Il y avait six commissions permanentes dans lesquelles les 577 députés étaient répartis. Parmi les membres de la majorité, je retrouvais des confrères que j'avais connus auparavant : Jean Léonetti, cardiologue ; Bernard Debré, urologue, et Bernard Accoyer, médecin ORL ; tous médecins, de la même génération que moi. L'Assemblée comptait plusieurs autres médecins, mais ces trois-là furent mes principaux interlocuteurs.

Pour la toute première séance publique, les députés sont installés dans l'hémicycle par ordre alphabétique. L'on siège ainsi aux côtés de collègues d'opinions tout à fait différentes, des socialistes, des communistes, des centristes, des non-inscrits. Mais dès la séance suivante, nous sommes réunis par groupes politiques. Pour mon quatrième mandat, en 2017, je me souviens m'être ainsi retrouvé installé à proximité de François de Rugy, qui allait devenir président de l'Assemblée. Au cours de cette première séance, on élit le président de l'Assemblée puis, le lendemain, le Bureau de l'Assemblée, les vice-présidents, les secrétaires et les questeurs. Le vote pour l'élection du président a lieu à l'urne, placée à la tribune. On nous appelle et on passe ainsi devant l'urne, un par un, par ordre alphabétique, afin d'y déposer chacun son bulletin. En 2002, Jean-Louis Debré se présentait au « Perchoir », à la succession du socialiste Raymond Forni. Il a été élu à une large majorité. Parmi les membres désignés du Bureau, j'ai bien connu Yves Bur, vice-président de l'Assemblée nationale. Il était membre de la commission chargée des Affaires sociales, comme moi. C'est une personne très sympathique avec laquelle j'ai beaucoup travaillé dans le domaine de la santé (il est par ailleurs chirurgien-dentiste). Nous étions le duo qui intervenait souvent en commission.

Au bureau du groupe politique de l'UMP, Bernard Accoyer avait été élu aux côtés de Jacques Barrot et de Claude Goasguen, malheureusement décédé des suites de la COVID en 2020. Bernard Accoyer représentait la majorité anciennement dénommée RPR ; Jacques Barrot représentait le centre tandis que Claude Goasguen représentait l'aile libérale. Il avait en effet été porte-parole de Démocratie libérale. L'organisation était en place, nous pouvions nous mettre au travail : nous étions partis pour cinq ans.

Nous avons démarré les premiers travaux de la commission des Affaires culturelles, familiales et sociales, dont les compétences s'étendaient non seulement à la santé, mais aussi aux affaires culturelles et à l'enseignement. J'avais prévenu le Professeur Jean-Michel Dubernard – dont j'étais suffisamment proche pour l'appeler « Max », son surnom – que mon choix s'orienterait vers le domaine de la recherche et de la santé. Je laissais les affaires culturelles et celles liées à l'éducation à d'autres collègues. Mais il se trouve qu'à cette même époque, nous avions un dossier important dans le Montargois. J'étais président de l'Agglomération et nous avions un projet de zone d'activité sur le territoire de la commune de Pannes, Arboria. Il fallait créer des entreprises, mais la DRAC – Direction régionale des Affaires culturelles – torpillait le dossier en imposant des fouilles archéologiques sur plusieurs hectares, ce qui menaçait les finances de l'Agglomération. Ce dossier m'agaçait. Le préfet était lui aussi en désaccord contre ces mesures imposées par l'INRAP (Institut national de recherches archéologiques préventives). Jean-Michel Dubernard m'a nommé membre titulaire de la commission du Fonds national pour l'archéologie préventive. De concert avec un sénateur, je représentais le Parlement dans les conseils d'administration de cette instance. Cette nomination au ministère de la Culture m'a également permis de devenir membre suppléant du Haut Conseil des musées de France. C'est ainsi que j'ai pu obtenir que le label « musée de France » pour le musée Girodet. Du côté de l'archéologie préventive, j'ai formulé une proposition de loi qui réduit considérablement les taxes au mètre carré en vue des fouilles. Pour Arboria, on a réussi à réduire la surface à fouiller de façon à la limiter à la zone de construction, le reste étant laissé en jachère. On a ainsi pu geler sept ou huit hectares sur les 46 que compte ce parc industriel et logistique et appliquer une taxe au mètre carré plus acceptable que les devis initiaux qui portaient sur des millions d'euros qui auraient été payés par les contribuables. Les fouilles d'archéologie préventive se font partout en France : la loi a changé et les choses sont à présent beaucoup plus simples et moins onéreuses pour les collectivités. Ce fut mon premier travail, dans les toutes premières semaines de mon premier mandat, au cours de l'été 2002, un démarrage sur les chapeaux de roues ! Je n'ai pas eu d'autres dossiers relevant du domaine culturel au sein de cette commission, car sous la législature suivante, les affaires culturelles et l'éducation ont été séparées des affaires sociales.

Six mois après mon élection, en janvier 2003, je déposais ma première proposition de loi. Ce texte relatif aux violences faites aux femmes visait à créer une procédure officielle permettant, dans un cadre légal, de pratiquer obligatoirement un test VIH sur les individus poursuivis pour viol. À l'époque, on ne le faisait pas alors que le sida sévissait depuis une bonne vingtaine d'années déjà. Un amendement inspiré par cette proposition et soutenu par le ministre de la Justice, Dominique Perben et le ministre de l'Intérieur, Nicolas Sarkozy, a été adopté le 16 janvier 2003 dans la discussion du projet de loi sur la sécurité intérieure. Un très grand nombre de députés ont soutenu cette proposition de loi, qui fut mon tout premier travail parlementaire. Elle a finalement trouvé une traduction par l'insertion d'un article au code de procédure pénale. Au vu de l'actualité de nos années 2020, c'était bien de proposer cette disposition vingt ans auparavant.

Plus tard, en 2006, j'ai travaillé sur le *Plan pandémie, une stratégie de gestion de crise*. Le 7 avril 2020, en pleine gestion de la crise de la COVID-19, j'ai fait une déclaration officielle à l'Assemblée nationale dont j'ai demandé la parution sous forme de tribune dans *Le Figaro*.

Quand j'ai été réélu en 2007, j'entrais à l'Assemblée comme je serais entré dans ma maison : j'en connaissais toutes les salles, tout le labyrinthe, tout le personnel. Quand on est dans la majorité, le président de l'Assemblée est de la même famille politique et on se retrouve en réunions à l'Hôtel de Lassay, son lieu de résidence, un édifice mitoyen du Palais Bourbon. J'y ai assisté à des réceptions en l'honneur de personnalités étrangères ou du monde scientifique – notamment des prix Nobel –, économique ou culturel. J'ai aussi rencontré Denis Chatelier, patient du Professeur Dubernard, qui a reçu la première greffe bilatérale des mains et des avant-bras. Cela fait partie des moments agréables de mes mandats de député. Malheureusement, au cours des dix dernières années – mes troisième et quatrième mandats –, ce n'était plus la même musique ni la même ambiance puisque nous n'avions plus la majorité. J'ai donc eu deux premiers mandats – dix années – agréables et deux autres où je me suis retrouvé refermé, comme mes collègues de ma famille politique, dans ma coquille de parlementaire d'opposition : nous restions simplement dans le monde de notre groupe et de notre commission.

Au cours de mes deux premiers mandats, j'ai participé à beaucoup de missions, remis de nombreux rapports et effectué beaucoup de déplacements pour des missions dans de nombreux domaines. Pour mes deux derniers mandats, mon rôle s'est rétréci au contrôle et à l'évaluation de ce que faisaient le gouvernement et la nouvelle majorité : je restais sur ma faim. Mais de 2002 à 2012, j'ai connu une période fantastique ! J'ai travaillé dans des missions sur la recherche publique et privée, sur le Plan Pandémie, sur les risques épidémiques. J'avais beaucoup de relations avec l'Institut Pasteur : j'étais presque un familier du 25-28 rue du Docteur Roux ! J'y allais pour voir les scientifiques à l'œuvre. Ce fut une période formidable, qui eut des répercussions sur mes mandats de maire et de président d'agglomération. C'est ce qui m'a permis de faire venir une vingtaine de ministres dans tous les domaines : culture, emploi, économie, santé, social. Ils sont passés à Montargis, ainsi que deux Premiers ministres et même Nicolas Sarkozy, en 2003, qui allait par la suite devenir président de la République en 2007. Parmi les ministres de la Santé, Jean-François Mattéi – avec lequel j'ai travaillé jusqu'au drame de la canicule – est venu à Montargis, de même que Philippe Douste-Blazy, Xavier Bertrand, Roselyne Bachelot et Philippe Bas. Ces échanges ministériels ont montré que Montargis n'était pas l'oublié des territoires. Lors de mes deux mandats suivants, de 2012 à 2022, la donne avait changé et tout s'est refermé. En vingt ans, je pense avoir rempli ma mission : j'ai donc décidé de laisser la place à d'autres.

L'Assemblée côté coulisses

Dès 2002, en tant que député fraîchement élu et débarquant à l'Assemblée, il me fallait un bureau et de quoi me loger : je n'avais pas d'appartement à Paris. J'ai sans doute eu tort à ce sujet, mais il se trouve que je n'ai pas investi dans l'achat d'un studio ou d'un deux-pièces : je suis « passé à côté ». Dès ma première session, je me suis donc retrouvé au « 3 Aristide-Briand ». Mon bureau se trouvait au 5e étage. Il s'agissait d'un local équipé de la manière la plus simple : un bureau, un ordinateur, mais pas de place pour l'attaché parlementaire qui, par conséquent, se retrouvait à travailler dans un petit coin, à proximité de mon bureau. Il y avait aussi un canapé, qui servait de lit, car pour pouvoir assister aux séances des mardis et mercredis, il fallait prévoir de dormir sur place en général deux nuits (et parfois près d'une semaine pour des débats comme celui du budget de la Sécurité sociale). Le mobilier se limitait à cela.

Dans cet immeuble, il n'y avait pas de cafétéria pour se restaurer. Il fallait donc aller prendre son petit déjeuner à la brasserie *Le Bourbon*. Ce qui induisait qu'il fallait s'habiller pour sortir : on n'allait pas y aller en robe de chambre ! Il fallait aussi avoir fait sa toilette. Or les douches et sanitaires se trouvaient au sous-sol. Donc le matin, en pyjama et robe de chambre, il fallait prendre sa trousse de toilette et descendre jusqu'au sous-sol. Le problème c'est qu'hommes et femmes devaient partager le même espace, donc on se croisait, ce qui donnait une proximité parfois un peu embarrassante. Sans compter le nombre de fois où je me suis retrouvé à attendre, car je laissais une collègue passer devant moi. Chacun pouvait se retrouver gêné au cours de ce ballet matinal, la trousse de toilette sous le bras. En fait, cet immeuble était plutôt adapté à celles et ceux qui habitaient Paris et sa couronne, car ils n'avaient pas besoin de loger là et avaient la possibilité de rentrer chez eux. J'ai ainsi le souvenir d'avoir eu pour voisine une collègue qui venait des Alpes-Maritimes : il lui était impossible de faire les allers-retours quotidiens nécessaires à sa présence en séances. Ces circonstances auraient pu me rappeler ma vie au pensionnat, ou bien la vie d'étudiant, mais j'en avais passé l'âge. Heureusement, cette situation n'a duré que deux ou trois ans, le temps de la fin des travaux de l'immeuble du 101 de la rue de l'Université – l'immeuble Chaban-Delmas – où j'ai fini par avoir un bureau avec une douche et des toilettes indépendantes, ainsi qu'un bureau annexe pour mes attachés, ce qui permet vraiment d'avoir une certaine intimité et de meilleures conditions pour travailler, aussi bien pour moi, en tant que député, que pour mes attachés qui, au début, étaient des attachées.

Le 101 était un ancien hôtel, rénové et aménagé en bureaux. Ce changement est arrivé à point nommé : l'épisode Aristide-Briand a été relativement court, mais tout à fait suffisant, car difficile à supporter. C'était une vie un peu spartiate. Heureusement, avec le déménagement vers le 101, le quotidien a changé. Il faut néanmoins ajouter que le grand manège matinal que j'ai décrit a pu aussi être à l'origine de la formation de couples, peut-être... Je ne peux pas donner de noms, mais il est probable, possible, que cela ait constitué les conditions favorables à la formation de couples de parlementaires. On les a vus se former. Ce ne fut pas mon cas, mais ce fut le cas de certains.

Cette vie dans les coulisses de l'Assemblée se passait un peu en autarcie, en vase clos et en grande proximité. Au 101, les petits déjeuners se passaient à la cafétéria (il y en a une au rez-de-chaussée, l'autre au 8e étage). Le matin, cette cafétéria permet de se retrouver entre collègues, mais aussi de rester tout seul dans son coin, si on le préfère. On peut aussi rester dans son bureau, car il y a désormais la place pour prendre le café. Les repas peuvent être pris dans les restaurants des 7e et 8e étages, ou encore à la buvette, où on peut aussi prendre un repas léger, « sur le pouce ». Ce sont des endroits où on partage un repas ou un verre entre collègues, les uns avec les autres, mais aussi les uns sans les autres. On peut aussi s'isoler, en fonction des affinités et des éventuelles inimitiés : il y a ceux avec qui on a envie de partager un repas, un verre, et d'autres avec qui on n'en a pas envie. On voit donc très bien le monde parlementaire se structurer, avec ses amitiés et ses inimitiés. On voit aussi certaines ignorances ou indifférences se mettre en place. Au cours de mes quatre mandats, j'en ai été le témoin : lors des trois premiers, cela se passait bien. J'ai le souvenir d'avoir eu d'excellentes relations non seulement avec les collègues de mon groupe (et nous étions nombreux), mais aussi avec ceux des groupes d'opposition. On se croisait, il y avait ceux avec lesquels les relations étaient excellentes, qu'ils fussent socialistes ou communistes. J'ai le souvenir d'avoir partagé des moments conviviaux avec Jean-Marie Le Guen, avec Claude Évin, avec le Professeur Jean-

Louis Touraine, sans oublier Jean-Pierre Brard, député communiste, homme très cultivé et orateur brillant ! Je me suis d'ailleurs retrouvé avec lui pour un déplacement chez Airbus, en Allemagne, et nous avions passé de formidables moments ensemble. Cela fait partie des souvenirs de la bonne époque, celle où on travaillait tous ensemble. Et puis il y a eu les élections de 2017, qui ont entraîné un changement radical de majorité et une vague de nouveaux élus plus jeunes, venant plutôt de la société civile, mais n'ayant jamais eu de mandat local ou régional auparavant. Cela a entraîné des difficultés : on a senti de l'indifférence et même du rejet vis-à-vis de « l'Ancien Monde ». Ces dernières années, il y a vraiment eu, à mon sens, une grande fracture dans les relations entre parlementaires, à quelques rares exceptions près. Il y a eu un changement radical et l'heure n'est plus à partager la même table au restaurant de l'Assemblée : ce temps-là est révolu.

Que ce soit au 101 ou au Palais Bourbon, il m'est arrivé de prendre l'ascenseur avec de jeunes députés tout frais émoulus des dernières élections, de les saluer, de ne pas obtenir de réponse en retour pour ensuite nous retrouver en chiens de faïence dans l'ascenseur. Était-ce par timidité ou bien par ignorance de ces gestes de cordialité qui se pratiquent au sein d'une collectivité de 577 députés ? Ils en représentaient plus de la moitié. On peut dire que c'était peut-être par timidité – on peut le dire – ou alors c'était par indifférence à l'égard du « monde d'avant », dont j'étais l'un des représentants. Je pense qu'il s'agissait d'indifférence plutôt que de mépris, comme on a pu l'entendre. Néanmoins, un peu plus de confraternité aurait été bienvenue. Je me souviens de l'épisode d'une députée socialiste, victime d'un malaise en pleine séance de questions au gouvernement. Elle est tombée sans connaissance et a été évacuée. L'huissier m'a appelé en ma qualité de médecin. Arrivé auprès de notre jeune collègue en même temps que Bernard Debré, lui aussi médecin, je lui ai lancé : « Bernard, pousse-toi, je m'en occupe, elle n'a pas de prostate ! ». Dois-je rappeler que mon confrère Bernard Debré était urologue ? J'ai donc tâté le pouls de notre consœur et procédé aux premiers gestes d'urgence en me disant qu'il s'agissait d'un malaise vagal, ce qui s'est confirmé. Elle est revenue à elle en l'espace de quelques minutes et m'a fait la bise, ce qui – je l'admets – n'était pas désagréable ! Par la suite, quand on se croisait, y compris quand elle est devenue ministre, nous avions un petit signe de sympathie l'un envers l'autre quand bien même nous n'étions pas de la même sensibilité politique. Cette députée s'appelle... Aurélie Filippetti !

Du remous à l'Assemblée

Jérôme Cahuzac était président de la commission des Finances de l'Assemblée nationale et par conséquent en contact avec les députés responsables du PLFSS, autrement dit du budget de la Sécurité sociale, dont je faisais bien sûr partie. J'avais donc l'occasion de le croiser, de le rencontrer, de débattre avec lui, soit en commission des Affaires sociales, soit dans l'hémicycle, lors des débats publics. Je savais qu'il avait par ailleurs été chirurgien et cardiologue : nous avions donc des conversations extra-parlementaires. C'était un homme très sympathique et avenant. Quelle ne fut pas ma surprise, quand il devint ministre délégué au Budget et que fut révélée cette affaire de fraude fiscale et de comptes cachés en Suisse, au début du mois de décembre 2012 ! Daniel Fasquelle, député UMP du Pas-de-Calais, qui siégeait alors à quelques travées au-dessus de la mienne, prit la parole dans l'hémicycle en ce 5 décembre 2012. Il a interpellé Jérôme Cahuzac au sujet de son compte en Suisse, dont l'existence venait d'être révélée le jour même par Mediapart. Il le sommait de dire la vérité, nous étions stupéfaits. Le démenti catégorique de Jérôme Cahuzac était tout aussi stupéfiant : « je n'ai pas, je n'ai jamais eu de comptes à l'étranger. Ni maintenant ni avant ». Deux mois plus tard, face au journaliste Jean-Jacques Bourdin qui lui posait la même question les yeux dans les yeux, il répondit cette phrase que personne n'a oubliée : « Les yeux dans les yeux, je n'ai pas, je n'ai jamais eu de comptes en Suisse et la réponse apportée aux autorités françaises par la Suisse permettra, je l'espère, très vite (…) d'en finir avec ces saletés ». Cet épisode a été le point de départ de l'Affaire Cahuzac et son train de révélations. Après sa mise en examen, Jérôme Cahuzac avoua sur son blog, en avril 2013, détenir un compte à l'étranger et demanda pardon au président de la République ainsi qu'au Premier ministre. Il démissionna quelques jours plus tard. Tout cela conduisit à sa mise au ban de la vie politique et à sa vie de reclus à son domicile, en Corse, très loin de la sphère médiatique. Par la suite, il s'est engagé en tant que médecin dans un hôpital du sud de la Corse.

Le scandale lié à François Fillon est un autre épisode qui m'a terriblement touché. Cela s'est passé au cours de l'élection présidentielle de 2017. À la suite de la primaire qui l'avait désigné, j'ai soutenu la candidature de François Fillon, que j'avais croisé à plusieurs reprises à l'Assemblée nationale quand il était député puis Premier ministre, mais aussi sur les circuits automobiles, notre passion commune. Les sondages le donnaient favori et nous, sa famille politique, nous pouvions espérer tourner la page des cinq années du mandat présidentiel de François Hollande. Là encore, les enquêtes de Mediapart ont changé le cours des événements en révélant certaines dérives tout à fait saisissantes. Tout a commencé par l'affaire des costumes qui lui avaient été offerts par un avocat d'affaires. Tout cela a engendré la révélation d'une succession d'affaires, avec un effet désastreux sur sa campagne électorale en cours. L'enchaînement de cette histoire a conduit à son échec personnel, puis à une spirale de défaites pour notre famille politique. Pour avoir croisé et connu François Fillon, pour lui avoir donné ma confiance, ces révélations m'ont stupéfié. J'étais persuadé que nous allions gagner cette élection, la victoire était à portée de main. Cette affaire des costumes a marqué la descente aux enfers de François Fillon. Cela nous est tombé dessus et nous avons eu l'impression que c'était nous-mêmes, sa famille politique, qui étions attaqués, parce que nous étions ses soutiens, il était notre candidat. J'ai été touché, le sol s'est dérobé sous mes pieds : le ciel s'assombrissait.

Les moments de détente d'un député

J'ai toujours été un passionné de sports automobiles que j'ai pratiqués depuis mes 18 ans. Mon activité professionnelle ne m'a pas empêché de continuer, car à l'époque, la pratique du sport automobile était plus simple qu'aujourd'hui. Cette passion m'a toujours suivie, mais elle n'est jamais passée avant mes fonctions de législateur. Elle est à l'origine de la création, à l'Assemblée nationale, de la section sport auto de l'ASCAN (Association Sportive et Culturelle de l'Assemblée Nationale). J'ai présidé cette section depuis sa création aux alentours de 2007. L'activité de cette association nous a permis d'avoir des relations avec des pilotes professionnels et avec les circuits automobiles français. Il nous arrivait aussi de participer à des conférences sur ce sujet : nous étions tout de même une bonne cinquantaine de députés inscrits à cette association. Nous avons également milité pendant plusieurs années pour que le Grand Prix de Formule 1 revienne en France, alors que ce n'était plus le cas depuis des années. Il est revenu sur le circuit Paul-Ricard en 2018, après dix années d'absence. Le fait de participer à des compétitions automobiles historiques (compte tenu de mon âge !) m'a conduit à cinq ou six reprises aux 24 heures du Mans Classic : j'étais au volant d'une Mini Marcos, une voiture des années 60, la même que celle de Jean-Pierre Jabouille. J'ai fait au moins trois courses avec Rémy Julienne, le célèbre cascadeur, au volant de cette voiture. Sur ce circuit roulait aussi François Fillon, alors Premier ministre, qui lui aussi partageait mon hobby. Nous nous croisions donc aussi bien sur les circuits automobiles que dans l'hémicycle de l'Assemblée, quand il venait débattre avec l'ensemble des députés, et nous nous retrouvions le week-end, au volant et en combinaisons de pilotes, parfois en compétition l'un contre l'autre. Je ne donnerais pas les temps respectifs des uns et des autres, mais Fillon était plus souvent devant que derrière.

Le week-end, à Montargis, je me détendais les mains dans le cambouis, à démonter un moteur. Ces loisirs m'ont également permis d'avoir un très bon ami, de toujours, en la personne de Rémy Julienne, le plus célèbre des cascadeurs professionnels et habitant du Montargois depuis sa naissance. Je l'avais également comme patient. C'était un ami intime, avec lequel je participais à des compétitions. Rémy a aussi été le président du comité de soutien de mes campagnes électorales. Je l'ai suivi jusqu'à son décès en janvier 2021, terrassé par la pandémie.

Il y a aussi à l'Assemblée nationale des groupes d'amitié avec les parlements d'autres pays. J'ai ainsi été président du groupe d'amitié France-Maurice et vice-président du groupe d'amitié France-Cameroun. Ces groupes parlementaires sont l'occasion de belles rencontres. J'ai ainsi fait la connaissance de Théophile Abega, ancien footballeur international dans les années 80 et maire de Yaoundé IV. Je l'ai reçu à Montargis, mais il m'a aussi invité à la mairie de Yaoundé et même chez lui. C'était un très grand joueur, une légende du football camerounais. Quand il nous arrivait de nous rencontrer, il me racontait sa carrière de milieu de terrain, qui avait commencé au Canon de Yaoundé. Pour son premier match lors de la finale de la Coupe du Cameroun, il était remplaçant, mais c'est lui qui a marqué le but qui, au cours des prolongations, a donné la victoire au *Canon*. C'était en 1977. Par la suite, sa carrière fut flamboyante et il est devenu l'un des Lions indomptables, l'équipe du Cameroun, qui a terminé invaincue en Coupe du monde en 1982. Avec lui, l'équipe des *Lions* est devenue championne d'Afrique en 1984. Pendant toute cette période, il a été élu Ballon d'or africain, meilleur joueur de la Coupe d'Afrique des nations et meilleur footballeur camerounais en 1982 et 1983. En 1990, il était président du *Canon* quand le Cameroun est arrivé en quart de finale contre l'Angleterre lors de la Coupe du monde, ce fameux match surnommé « la nuit des lions » et réputé le plus beau match de cette coupe du monde. Il me racontait tout ça quand j'allais chez lui et j'admirais les photos de ce colosse. À Yaoundé, il y a des équipes de football remarquables, avec des joueurs internationaux qui ont joué en France. J'avais d'ailleurs visité la pépinière de talents du Canon. Théophile Abega s'est retiré de la vie de footballeur professionnel en 1989 et s'est engagé pour sa ville en devenant d'abord adjoint au maire, puis maire de Yaoundé IV. J'ai appris avec tristesse qu'il était mort d'une crise cardiaque en 2012.

Le groupe d'amitié parlementaire entre la France et le Cameroun m'a notamment permis d'engager des conventions de jumelage entre Montargis et Yaoundé, capitale du Cameroun. Ce jumelage a été assez actif. Nous avons ainsi reçu des fonctionnaires camerounais de la mairie de Yaoundé : ils sont venus à la mairie de Montargis et à l'Hôtel d'agglomération pour se familiariser avec les règles administratives telles qu'elles se pratiquent dans les collectivités locales en France. De notre côté, nous avons envoyé trois ou quatre jardiniers pendant six semaines à Yaoundé, afin de réaliser des jardins autour de leur Hôtel communautaire. J'étais même allé voir le résultat. Nos jardiniers ont été heureux de pouvoir participer à cette expérience. Les échanges portaient sur le sport, la culture, mais aussi le commerce. Des artisans camerounais sont d'ailleurs venus à Montargis lors de la foire-exposition annuelle. Chaque année, cet événement est placé sous l'égide d'un pays et cette année-là, en 2005, le Cameroun était à l'honneur. Sur le plan parlementaire, nous recevions à Paris des députés camerounais afin d'avoir avec eux des échanges sur le plan politique et connaître les thèmes sur lesquels ils travaillaient. Il s'agissait d'échanges diplomatiques entre députés de l'Assemblée camerounaise et de l'Assemblée française. Lors de mon dernier mandat, j'ai continué à présider ce groupe d'amitié. Malheureusement, la pandémie a bloqué ces échanges, mais je garde encore en souvenir mes conversations avec Théophile Abega.

En tant que président du groupe d'amitié France-Maurice, j'ai eu le privilège, en 2010, de représenter Nicolas Sarkozy pour la célébration du bicentenaire de la bataille navale de Grand Port, une victoire napoléonienne sur les Anglais. La bataille de Grand Port est la seule à être mentionnée sur l'Arc de Triomphe. Toute l'île commémorait cet événement et je me suis retrouvé à représenter le président de la République. Nous étions quatre ou cinq parlementaires de la majorité de l'époque, mais aussi de l'opposition, en l'occurrence deux députés socialistes. Nous avons passé cinq jours sur l'île Maurice où nous avons été reçus par les autorités de l'île, notamment par Anerood Jugnauth, président de la République de Maurice, Navin Ramgoolam, Premier ministre (et par ailleurs médecin), ainsi que le président de l'Assemblée parlementaire de l'île. Nous avons visité un lycée, ainsi que l'université de l'île et des stades sportifs où s'étaient tenus les Jeux des îles de l'océan Indien en 2003. Nous avons aussi eu des discussions au sujet des problèmes que pouvaient rencontrer les Mauriciens, en l'occurrence la piraterie maritime, les problèmes de santé (tout particulièrement le sida), les problèmes liés au commerce avec des pays comme la Chine ou l'Asie du Sud-Est. Nous étions dans ce pays un peu lointain en tant que représentants de la France. Jacques Chirac aimait beaucoup l'île Maurice où il se rendait très régulièrement. À présent, dans la baie de Grand Port, une plaque rappelle l'inauguration de ce monument commémoratif.

Quelques semaines après mon passage sur l'île Maurice, à l'automne 2010, Navin Ramgoolam, Premier ministre mauricien, ainsi que quelques parlementaires de l'île sont venus effectuer la visite d'échange entre la France et l'île Maurice. Il y eut une cérémonie commémorant la bataille de Grand Port, cette fois-ci à l'Arc de Triomphe. Je représentais le Parlement français, sous l'œil des gardes républicains. Cette cérémonie a eu lieu en fin d'après-midi. Auparavant, le Premier ministre mauricien avait rencontré le président Nicolas Sarkozy à l'Élysée. Le lendemain, il devait se rendre à Matignon pour y rencontrer François Fillon, alors Premier ministre. En 48 heures, nos invités avaient fait à la fois les visites protocolaires et cette commémoration de la bataille de Grand Port tandis que le drapeau mauricien flottait aux côtés du drapeau tricolore, ce qui est assez exceptionnel.

Une de mes missions parlementaires a été plus mouvementée. J'étais à Manille en novembre 2007 pour une Conférence de la Francophonie sur le thème du VIH et du sida. J'étais l'intervenant français et j'étais venu avec une fonctionnaire de l'Assemblée nationale. De nombreux pays étaient représentés. Ce congrès se tenait dans un hôtel situé dans le centre de la ville. L'ambassadeur nous avait reçus. Les autorités du pays avaient organisé un cocktail de bienvenue au palais des expositions et les débats devaient commencer le lendemain. Il y avait beaucoup de monde, toutes les nationalités étaient représentées. Mais alors que j'étais dans ma chambre, le téléphone a sonné et une voix m'a dit « Monsieur, ne sortez pas de votre chambre, il y a une tentative de coup d'État. On occulte les étages et les chambres, vous restez là jusqu'à nouvel ordre ». Quelques minutes après cet appel, j'entends ce qui ressemble à un coup de canon : « Boum ! ». C'était un char militaire posté devant l'hôtel qui s'était propulsé contre la porte du hall d'entrée afin de déloger les militaires putschistes qui s'étaient réfugiés à l'intérieur : nous étions en plein coup d'État militaire contre la présidente de l'île, Gloria Arroyo. Nous l'avions vue la veille, alors qu'elle ouvrait les débats dans le Palais des expositions. Les putschistes s'étaient échappés quelques heures auparavant du palais de justice où ils étaient jugés pour un précédent coup d'État, en 2003. Il y a eu des tirs de mitrailleuses, des explosions ont retenti : la confusion était totale. Entre le personnel et les résidents, l'hôtel abritait environ deux cents personnes ce jour-là, ainsi que des journalistes qui ont couvert l'événement de l'intérieur. La presse anglo-saxonne, notamment *The Guardian* du 29 novembre 2007, a relaté en détail les événements, parlant d'une cinquantaine de militaires postés au premier étage de l'hôtel et défiant les autorités. En l'espace de quelques heures, les rebelles ont été arrêtés, tout s'est calmé et j'ai reçu un nouvel appel qui m'a dit que l'affaire était réglée : « Le gouvernement a repris le pouvoir, vous pouvez sortir de votre chambre ». L'ambassadeur m'a ensuite appelé dans ma chambre pour m'annoncer que le reste des conférences était annulé. « Je viendrai vous chercher pour que vous preniez votre avion. Ne sortez pas de l'hôtel, nous vous accompagnerons à l'aéroport ». J'avoue que ces quelques heures de putsch, dans la nuit, à l'autre bout du monde, ça fait tout de même un drôle d'effet. C'était le troisième coup d'État depuis le début de la présidence de Gloria Arroyo et il y en eut d'autres par la suite. La semaine suivante, à l'Assemblée, j'ai rencontré Jean-François Copé, alors président de notre groupe parlementaire, et nous avons plaisanté de cette mésaventure. Par la suite, je suis aussi allé à Libreville, au Gabon, pour ce même congrès annuel, mais cela a été beaucoup plus calme.

Proximité et cumul des mandats

Le rôle du député est certes d'élaborer et de voter les projets de loi, de proposer des amendements et de déposer des propositions de loi ; il lui arrive de contrôler l'action de l'exécutif, mais il est aussi le trait d'union entre les administrés de sa circonscription et l'échelon national. C'est la spécificité du travail de député. Or, pour bien remplir sa mission, pour être l'avocat du territoire, un député doit avoir le contact avec ses administrés ainsi qu'avec les autres élus de sa circonscription. C'est tout l'intérêt d'avoir une permanence et d'être au cœur de ce territoire. La fonction demande deux à trois jours de présence par semaine à Paris, au Palais Bourbon, à la fois en séance publique, mais aussi pour le travail en commission. Or les réunions de commissions ont lieu souvent en même temps que se tiennent les séances publiques, dans l'hémicycle. Il est impossible de se dédoubler pour aller à la fois à l'une et à l'autre, ce qui fait parfois dire que le parlementaire est absent, alors que ce n'est pas le cas. On peut être absent de l'hémicycle et présent à l'Assemblée, notamment dans l'une des salles où se réunissent les membres des commissions. Lorsqu'en séance publique ou dans les groupes de travail les députés débattent d'un projet dont le texte est issu de la commission dans laquelle on a choisi de siéger, on est présent. Les commissaires sont présents dans l'hémicycle après l'examen en commission. Mais si le débat annonce par exemple la défense ou les affaires étrangères, les députés qui – comme c'était mon cas – siègent dans la commission des Affaires sociales peuvent alors plutôt siéger dans l'une des salles de réunion du 126 rue de l'Université. Être député demande d'être au four et au moulin.

Durant mes vingt années de mandat, j'ai travaillé à cette notion de proximité. Dès les premières années, j'ai travaillé les relations avec tous les élus locaux, avec tous les maires de la circonscription – il y en a tout de même 90, qui représentent une population de 140 000 habitants. Il faut garder le contact avec tous les maires, avec tous les conseillers généraux (appelés conseillers départementaux depuis 2015). Il faut aussi développer des liens avec les administrés et avoir des échanges sous forme de consultations périodiques dans une permanence, que ce soit avec ou sans rendez-vous, quelles que soient les personnes, leurs opinions politiques, leurs appartenances syndicales et leurs convictions personnelles. La porte reste ouverte et, en tant qu'élu, on reçoit toutes les personnes afin de prendre en compte ce qu'elles ont besoin de dire : c'est cela la proximité. La proximité permet aux administrés de dire ce qui va et ce qui ne va pas, de dire quels sont leurs problèmes – que ce soit leurs problèmes de famille, de travail, que ce soit leurs problèmes dans leur vie de tous les jours, y compris les problèmes financiers : il faut essayer de leur trouver une solution. Le rôle d'un parlementaire n'est pas de répondre par des points d'interrogation, mais de chercher une solution ou de trouver un lien vers lequel envoyer ces personnes pour qu'elles puissent trouver quelque chose qui leur donne satisfaction : s'adresser à la préfecture, aux services publics, à l'administration, aux impôts, à la Caisse d'allocations familiales, aux caisses de la Sécurité sociale. Le rôle du parlementaire est d'écrire ou de téléphoner, y compris d'écrire aux ministres et même d'interpeller ces ministres et d'attendre une réponse de leur part, puis revoir les personnes qui l'ont saisi et leur expliquer quelle est la suite à donner à leur requête, car il y a beaucoup de personnes qui ne savent pas quel chemin prendre. Les gens sont souvent dans une sorte d'expectative, ils ne savent plus à qui s'adresser, ni quoi faire, ni comment faire : la permanence du parlementaire est un lien et une ouverture sur la ville et la circonscription.

La nature même du rôle de parlementaire est très proche de celui que j'avais en tant que médecin. Il n'y a pas de différence si ce n'est que, si l'on reste médecin toute sa vie, on n'est pas député toute sa vie. L'apprentissage de l'exercice médical est indéniablement un atout pour endosser les habits du politique.

Il faut aussi être proche des élus locaux. Jusqu'en 2017, nous avions droit au cumul des mandats. J'ai donc connu cela pendant plus de 15 ans, ce qui m'a permis de tenir à la fois mon rôle de parlementaire, mais aussi celui de maire d'une ville de 15 000 habitants et de président d'une agglomération de 65 000 habitants. Cela m'a permis de gérer la situation matérielle d'une ville en essayant de la mener vers le progrès. Le maire et le président d'agglomération doivent assurer la vie de leurs concitoyens dans tous les domaines, que ce soit le développement des infrastructures, l'amélioration de la scolarité, la gestion des déchets, celle des transports publics ou encore des déplacements. Il faut aller de l'avant pour faire progresser la commune ou la communauté, voire les deux à la fois quand on pouvait exercer les deux fonctions. La possibilité de cumuler les mandats de maire et de député permettait d'avoir à la fois pignon sur rue, tout en ayant un lien à l'échelon national, c'est-à-dire un lien avec les ministères et avec le Parlement. Ce que l'on voit, ce que l'on entend, ce que l'on ressent sur le territoire, la proximité, c'est véritablement l'essence même de ce que l'on pouvait porter à Paris, afin de ne pas laisser la gestion uniquement aux Parisiens, au parisianisme. Ce lien a malheureusement disparu en raison de l'adoption en 2014 de la loi sur le non-cumul des mandats. On a cru bien faire, mais c'est aller à contresens, car cela éloigne les élus de leur terrain ; cela casse le lien de proximité. Je compte parmi les derniers à avoir connu ces liens. On a vu les effets de cette loi dès la législature 2017-2022 : on a vu des élus qui n'avaient jamais eu de mandat local, qui n'avaient jamais été confrontés au terrain. Cette loi est regrettable, mais il a bien entendu fallu s'y plier, avec un grand regret. J'ai quitté mes fonctions avec l'impression d'avoir rempli ce rôle de parlementaire national et d'élu de proximité et d'avoir répondu présent, que ce soit les jours de marché, en marchant dans la rue, mais aussi en me rendant au spectacle, ou encore par le biais de ma présence au cours de manifestations culturelles ou sportives. Il faut assister à toutes ces manifestations locales, c'est ainsi que l'on rencontre les gens, c'est ainsi qu'ils nous disent ce qui leur arrive, afin de pouvoir ensuite retranscrire tout cela à Paris. Quand cela relève de la mairie ou de l'Agglo, on peut résoudre les problèmes en tant qu'élu local, mais quand cela dépasse le niveau local, c'est le parlementaire qui prend le relais. Et quand la même personne a les deux fonctions, c'est encore plus simple. C'est ce que j'ai ressenti à titre personnel.

Il se trouve que j'ai été le dernier député-maire de France. Ce fut l'objet de beaucoup de plaisanteries de la part de mes collègues de l'Assemblée nationale. L'explication est la suivante. En juin 2017, mon élection a été invalidée : la candidate LREM, qui était mon adversaire au deuxième tour, avait déposé un recours auprès du Conseil constitutionnel, car notre écart se jouait à huit voix près. L'élection s'est rejouée neuf mois plus tard, en mars 2018 ; cette fois-ci, j'ai gagné avec une avance beaucoup plus confortable. J'ai alors – et alors seulement – que j'ai démissionné de mon mandat de maire de Montargis.

En tant que maire, on a des satisfactions. Il n'est pas facile de les mesurer, mais on peut les constater par le biais du baromètre de l'opinion publique, lors des élections, mais aussi au cours des rencontres et lors des assemblées générales des associations. Qu'elles soient patriotiques, éducatives, culturelles, toutes les associations se réunissent nécessairement en assemblée générale. Elles organisent aussi des rencontres et des manifestations : la présence des élus est quasi indispensable et c'est là que l'on peut effectivement apprécier – ou redouter – le couperet de l'opinion publique. Il en va de même pour l'élu national – j'entends, le député –, car il reçoit des invitations à toutes ces manifestations. À lui, donc, de répondre présent. Soit il y va avec la double casquette de député et de maire, soit il y va avec une seule. Là aussi, il peut constater quel est le reflet de l'opinion publique dans les domaines de la vie nationale comme dans ceux de la vie locale. J'en ai eu des exemples tous les jours et mon attachée parlementaire à Montargis peut témoigner du nombre d'appels que je recevais pour des consultations médicales ou bien pour un avis médical : je ne peux pas raccrocher. Automatiquement, je réponds ; je suis obligé de répondre et c'est en cela que je dis que je resterai toujours médecin. Le médecin retraité que je suis répond, mais il répond comme il peut, soit en donnant des consignes ou en répondant à la situation qu'on lui annonce, soit en faisant des propositions d'examen ou de traitement, mais que le patient se fera prescrire par son médecin. En général, les personnes qui m'appellent n'ont malheureusement pas trouvé de médecin ou n'ont pas pu avoir de réponse et c'est pour cela qu'elles appellent ma permanence. Cela arrivait chaque semaine et cela prouve que, en tant qu'élu, j'étais en relation directe avec les concitoyens. Les appels pour des questions financières ou sociales concernent tous les élus, mais en ce qui concerne les questions médicales, on m'appelait, car je restais le Docteur Door, le député-docteur ou le maire-docteur.

En tant que député, j'allais voir les maires de toutes les communes avoisinantes, que ce soit celles de taille moyenne comme Châtillon-Coligny ou même des communes de faible densité : Courtempierre compte un peu plus de 200 habitants. Paucourt est un peu plus grand. Le but est de voir ce que ces élus pensent et ce dont ils ont besoin. Le député a donc un peu un rôle de VRP, non pas pour vendre quelque chose, plutôt pour recevoir les questions ou prendre connaissance des besoins des uns et des autres, dans leurs communes. La population dans ces villages est différente de celle des villes, mais toutes ces communes ont des besoins et parfois se sentent à l'abandon. Heureusement, le Conseil départemental – dont c'est la compétence – vient en soutien des communes, qui gardent néanmoins l'impression d'être seules. Là aussi, la fonction de parlementaire permet de faire le lien avec le Conseil départemental, en appelant le président de cette assemblée pour savoir ce qu'il en pense. La Région est beaucoup plus éloignée. Le problème est là : le Conseil régional et les élus régionaux sont plus éloignés. Il n'y a pas cette proximité, il n'y a pas cette territorialisation, il n'y a pas ce sentiment de rapprochement. La Région, je le pense, est plus proche des métropoles. Elle est proche de villes comme Tours, Orléans, Bourges, Châteauroux ou Chartres. En revanche, s'agissant des petites communes, le référent est le département. C'est pour cela que je crois indispensable de maintenir la démocratie départementale, c'est-à-dire les élections départementales, car je sais que certains en envisagent, à tort, la suppression. Les départements sont issus des lois napoléoniennes : il faut garder ce tissu départemental et sauvegarder cette démocratie départementale.

Au niveau départemental, toutes les communes sont réunies dans une communauté d'intérêts. Ce ne sont pas des mariages, plutôt un pacte de solidarité entre des communes. Elles sont les unes à côté des autres, il n'y a pour ainsi dire pas de frontières : elles forment des communautés de communes ou des communautés d'agglomération et chacune a un lien avec le Département. Elles sont donc toutes réunies – il y en a 325 dans le Loiret – au sein du Conseil départemental, instance qui finance les collèges, le développement du sport, celui de la culture et celui du social avec le revenu de solidarité active (le RSA) et l'allocation personnalisée d'autonomie (APA) – y compris pour les petites communes. Cela passe par des soutiens financiers et des soutiens actifs envers les communes, quelles qu'elles soient, alors que la région est beaucoup plus éloignée : elle n'a pas ce lien privilégié avec le terrain. En tant que député et maire, j'ai essayé de jouer mon rôle afin d'aider les petites communes à sortir la tête de l'eau, à surnager, que ce soit sur le plan financier, sur celui des infrastructures ou bien sur le plan économique et sur celui de leur développement.

L'épisode des Gilets jaunes

Avoir le sens du contact est capital quand on est élu. Il faut le travailler. Le fait d'être médecin, le fait de ne jamais avoir été un député « hors-sol » m'a certainement aidé au cours de l'épisode des Gilets jaunes.

Quand le mouvement des Gilets jaunes a démarré, à la mi-novembre 2018, Montargis s'est trouvé en première ligne, parmi les toutes premières villes de France bloquées par ce mouvement. Deux ronds-points étaient occupés : le rond-point dit « cacahuète », au sud, sur la commune d'Amilly ; et le rond-point nord, situé à Châlette et qui fait la jonction avec la route départementale 2007 (ex-RN7), en direction de Paris : à l'arrivée comme au départ, le trafic était bloqué. Toute l'agglomération s'en trouvait affectée : aucun camion, aucune voiture ne passait. Le soir, on retrouvait les figures locales des Gilets jaunes sur les plateaux des chaînes de télévision d'information, que ce soit BFM, CNews ou LCI. Elles s'y rendaient afin d'expliquer la nature de leurs revendications. En regardant la télévision, je voyais des personnes que je connaissais à Montargis, notamment Côme Dunis et Jérémie Clément.

Les Gilets jaunes bloquaient commerces et centres commerciaux, ce qui engendrait une certaine panique sur le plan local. Les commerçants râlaient parce qu'ils ne pouvaient pas travailler. On sentait monter les tensions quand ceux qui n'étaient pas sur la même longueur d'onde que les Gilets jaunes tentaient d'aller à leur contact. Benoît Digeon, qui m'a succédé à la mairie, s'est ainsi retrouvé en difficulté devant la boutique Mazet de Montargis. Il leur a tenu tête. Le pire a été évité, mais la situation a parfois été tendue et à la limite du débordement. Cette période a été marquée par de grandes manifestations, tout particulièrement à Paris, sur les Champs-Élysées. Montargis a par ailleurs été le lieu de l'un des tout premiers accidents, dès le 18 novembre 2018. À un barrage, l'ancien procureur de Montargis, Jean-Louis Boyer, avait blessé au genou une manifestante. Il a fait l'objet de poursuites judiciaires et a été condamné à une amende. Quel symbole de voir ainsi un procureur jugé par ses pairs !

Afin de pouvoir discuter avec les Gilets jaunes, j'ai accepté un dimanche matin d'aller à leur rencontre dans un restaurant en dehors de la ville. J'avais été convié avec mes collègues parlementaires du département, Claude de Ganay, député LR de Gien, et Richard Ramos, député Modem d'Orléans. Les députés LREM étaient absents, mais nous, nous y sommes allés et, pendant toute une matinée, nous nous sommes expliqués avec les représentants des Gilets jaunes autour d'un petit déjeuner, afin de débattre et écouter leurs explications. L'assemblée était tout à fait hétéroclite : certains venaient du secteur des soins et de la santé, d'autres travaillaient dans les transports, certains étaient ouvriers ou employés en entreprise ; il y avait aussi des artisans et des chômeurs. Nous les avons écoutés, cela s'est bien passé. Il y a bien eu quelques paroles un peu véhémentes à l'adresse du gouvernement et en direction de tous les politiques, quels qu'ils soient. L'augmentation du montant de la taxe sur les carburants avait servi de facteur déclenchant et de catalyseur. Beaucoup d'autres choses s'étaient accumulées et greffées. À partir des taxes, c'était aussi les salaires, le système de santé qui y passaient : tout ce qui n'allait pas dans la société sortait du panier. L'accumulation de rancœur, de rancune, de ressentiment était telle pour eux qu'ils avaient besoin de nous en faire part.

En ce qui concerne les deux ronds-points, j'ai pris la décision, avec Paul Laville, sous-préfet de l'époque, de me rendre plusieurs dimanches matin au « rond-point cacahuète », afin de prendre le café avec les Gilets jaunes. Il s'agissait d'aller véritablement à leur contact, afin d'essayer de leur faire comprendre qu'il fallait qu'ils lèvent le camp. Avec Paul Laville, nous allions ensemble au « rond-point cacahuète » comme au rond-point Nord, d'ailleurs. L'affaire a duré plusieurs semaines et le 16 janvier 2019, une quarantaine de CRS est intervenue tandis qu'une pelle mécanique détruisait la cabane que les Gilets jaunes avaient érigée sur le rond-point d'Amilly. Ils ont dû lever le camp, tout en nous promettant qu'il y aurait des suites.

Un jour de février 2019, j'ai eu la surprise d'apprendre que Luigi Di Maio, vice-président du Conseil des ministres italien et alors président du *Mouvement 5 étoiles*, avait débarqué à Montargis. Il était venu à la rencontre des têtes de file des Gilets jaunes locaux et leur réunion, à laquelle assistaient Côme Dunis et Ayouba Sow, se tenait à l'Hôtel de France, en face de ma permanence, de l'autre côté de la place de la République. « Gilets jaunes, ne faiblissez pas ! », avait lancé Di Maio depuis la plateforme Internet de son parti M5S, les invitant par ailleurs à utiliser cette plateforme pour « organiser des événements sur le territoire français » et « définir leur programme électoral ». J'étais stupéfait. Je ne comprenais pas du tout ce que venait faire Luigi Di Maio à Montargis et je ne me suis pas permis d'y aller voir, d'autant que je n'avais pas été invité. Les médias sont ensuite venus me voir pour m'interroger sur cette réunion. J'avais été sidéré (comme tant d'autres) que Luigi Di Maio soit venu sans que les services de l'État soient mis au courant. Il a débarqué, il est resté près de deux heures en réunion et il est reparti avec sa cohorte : personne n'en avait été informé ni à Paris ni à la préfecture, pas même les médias. Cette escapade en France du vice-président du Conseil italien – par ailleurs ministre du Développement économique et ministre du Travail et des Politiques sociales – a eu des conséquences diplomatiques entre Paris et Rome. À la suite de cette visite impromptue, le Quai d'Orsay a rappelé l'ambassadeur de France à Rome. Cet épisode a aussi créé des tensions entre les différentes branches des Gilets jaunes.

Dans la foulée de ce mouvement se sont tenues les élections municipales, en mars 2020. Les Gilets jaunes locaux nous ont dit qu'ils constitueraient des listes, mais cela ne s'est pas fait. Puis il y a eu les élections régionales et départementales en juin 2021. Des Gilets jaunes se sont présentés, sans obtenir les résultats qu'ils escomptaient. Les Gilets jaunes de Montargis ont donc voulu passer de la phase des manifestations à celle de l'engagement politique, mais ça s'est arrêté là.

Ce mouvement a été une véritable révolte. Au début, elle venait en réaction aux taxes sur les carburants. Il cristallisait beaucoup de griefs accumulés, un ras-le-bol général contre tout et tout le monde.

Le souvenir de cet épisode a refait surface de manière tout à fait inattendue à la fin de l'année 2021 quand Roger Cohen, chef du bureau parisien du New York Times, est venu me voir à ma permanence parlementaire de Montargis afin de m'interroger sur l'épisode des Gilets jaunes. La COP26 allait se tenir à Glasgow pendant la première quinzaine de novembre 2021 et il voulait me rencontrer pour parler des causes du mouvement des Gilets jaunes et leur rapport avec les thèmes abordés lors des conférences sur le climat où il serait forcément question de pollution et de taxes. Si le mouvement des Gilets jaunes était né d'une hausse des taxes, les mêmes causes pourraient-elles produire les mêmes effets ? Son article, très développé, est paru dans *The New York Times* le 10 novembre 2021 et a été repris dans d'autres médias, notamment dans l'édition du 17 novembre 2021 de *Courrier international*. Roger Cohen a brossé un portrait du Gâtinais et de ses habitants, un article très réaliste, aux accents d'étude sociologique.

Il y a eu beaucoup de manifestations de Gilets jaunes en France, beaucoup de péages ont été bloqués partout sur l'Hexagone, il se trouve qu'à Montargis ce mouvement a été plus relayé qu'ailleurs en France.

Lévothyrox, Mediator, et autres missions parlementaires

En tant que député et médecin, j'ai eu à travailler sur la question du Lévothyrox, une affaire qui a secoué le monde médical. Le Lévothyrox existe depuis très longtemps. Il est prescrit à trois millions de patients rien qu'en France et commercialisé partout dans le monde. Sur conseil de l'ANSM (Agence nationale de sécurité du médicament), le laboratoire Merck Biopharma avait remplacé un excipient, le lactose, par du mannitol, qui est par ailleurs un édulcorant. L'objectif était de stabiliser la lévothyroxine. Il y a donc eu changement dans la formule du médicament, mais cela n'impactait pas le principe actif lui-même. Bien que le dosage de la lévothyroxine n'ait pas été modifié, plusieurs milliers de personnes ont ressenti des effets indésirables. Il s'ensuivit une levée de boucliers, notamment par le biais des réseaux sociaux. Une pétition a été lancée. Il était question de défaillance du laboratoire, de complot. En tout, 3 300 personnes ont déposé plainte.

En octobre 2017, une mission parlementaire flash sur le Lévothyrox a été décidée. J'en ai été le rapporteur. Il s'agissait, dans des délais resserrés, de dresser l'état des lieux de la situation qui a conduit à la mise sur le marché contestée d'une nouvelle formule de Lévothyrox. J'ai auditionné des professionnels de santé, des pharmacologues et des endocrinologues de l'Académie nationale de médecine, aux yeux desquels cette nouvelle formule du Lévothyrox ne posait pas de problème. J'en suis arrivé à la conclusion que la nouvelle formule du Lévothyrox ne provoquait pas d'effets nocifs. J'ai également auditionné les représentants d'associations de patients et leurs avocats : de ce côté-là, on faisait état de troubles parfois graves. Il a été conclu que les patients ont eu des difficultés d'acceptabilité, car ils se sont sentis surpris, étonnés, de ne pas avoir eu d'information.

Il a été retenu qu'il y avait eu défaut d'information et de communication de la part du laboratoire ainsi que de l'ANSM, d'où cette réaction d'une partie des patients. Ils se sont crus malades, alors que les analyses ne montraient rien. Seules la France et la Nouvelle-Zélande ont été affectées par cette crise. Dans ces deux pays, personne

– y compris le laboratoire Merck – n'a délivré d'information sur ce changement de composition. Ni le nom du médicament ni le dosage de la lévothyroxine n'avaient changé ; les pharmaciens continuaient de délivrer le médicament sous sa nouvelle formule sans prévenir les patients du changement d'excipient. Pourtant, il aurait été facile de diffuser cette information puisque, aux fins de remboursement, les caisses d'assurance maladie enregistrent, dans leurs fichiers informatiques, l'identité de tous les patients qui prennent du Lévothyrox.

J'en ai tiré comme conclusion que s'il y avait à nouveau changement dans la formule d'un médicament, il faudrait que l'assurance maladie s'engage à informer en amont les patients plutôt que de voir l'information se diffuser par le biais des médias et des réseaux sociaux. À mon sens, il ne s'agit pas d'un scandale, mais d'une affaire, qui n'aurait pas dû avoir lieu. Au tribunal, les plaignants ont été déboutés en première instance, mais une nouvelle action collective a débuté en septembre 2021 qui a débouché sur une décision de la Cour de cassation : le laboratoire Merck a été définitivement condamné à indemniser les 3 300 plaignants. Quant aux autorités scientifiques (l'Académie nationale de médecine, l'Académie nationale de pharmacie, le Collège des endocrinologues, l'ANSM, la Haute Autorité de santé, et on pourrait en citer d'autres), elles n'ont pas tiré de conclusions en dehors du manque de communication et d'information de la part du laboratoire. Certains ont évoqué un effet nocebo tandis que le ministère de la Santé essayait d'étouffer le problème en demandant au laboratoire de remettre l'ancienne formule à disposition des patients. Mais on ne peut pas toujours faire machine arrière. Contrairement à ce qui a pu être dit, la nouvelle formule du Lévothyrox n'a pas entraîné de décès. Cette affaire n'a rien à voir avec le scandale du Mediator.

Le Mediator était commercialisé depuis 1976 par les laboratoires Servier. Sa molécule active était le benfluorex. Initialement, ce principe actif était utilisé dans le monde entier pour les personnes diabétiques. Tant qu'il a été prescrit comme médicament anti-diabète, il n'y a pas eu de problèmes. Mais le benfluorex, semblable à une précédente molécule – en l'occurrence l'isoméride – est chimiquement proche de l'amphétamine. En raison de son effet anorexigène (autrement dit de son effet coupe-faim), il a été prescrit en vue de perdre du poids. En 1997, la commercialisation de l'isoméride a été stoppée. Le produit a été ensuite interdit, car il entraînait de graves complications vasculaires – en l'occurrence de l'hypertension artérielle pulmonaire – ainsi que des décès.

Le Dr Irène Frachon, pneumologue au CHU de Brest, a fait le rapprochement entre des pathologies vasculaires chez certains de ses patients et le Mediator. Elle a été la lanceuse d'alerte, à partir de 2007. Mais tandis que le Mediator était retiré du marché en Italie dès 2004 et sa commercialisation interdite en Espagne à partir de 2005, les laboratoires Servier tentaient de négocier son maintien auprès de certaines autorités du médicament, notamment avec ce que l'on appelait alors l'Agence française de sécurité sanitaire des produits de santé (Afssaps).

Il a été conclu par le tribunal comme par la commission d'enquête de l'Assemblée nationale que le Mediator était bel et bien un produit toxique dont l'action délétère provoque des bourgeonnements sur les valves cardiaques et une altération des artères pulmonaires. Il a été reconnu que le Mediator avait entraîné de nombreux décès et qu'il y avait eu un retard considérable dans la décision d'interdire cette substance en France alors que d'autres pays l'avaient interdite bien avant. L'enquête a également mis en évidence des conflits d'intérêts ainsi que l'exercice d'un trafic d'influence afin de retarder l'arrêt de la commercialisation du produit. Le Mediator a été retiré du marché français en 2009 alors qu'en Suisse, il avait été retiré dès 1997, soit douze ans auparavant : on a perdu un temps fou. Évidemment, il y a également eu des drames dans les autres pays, mais au moins ceux-ci ont-ils arrêté la prescription beaucoup plus tôt. En France, certains patients ont pris ce médicament pendant près de dix ans. Dans le cas du Mediator, le laboratoire Servier a commis un grand tort. La justice a pris en compte le fait que le médicament était interdit dans certains pays, mais pas en France et que cette attitude était invraisemblable.

Quand ce scandale est arrivé sur la place publique, l'Assemblée nationale a créé une commission d'enquête. J'ai été nommé rapporteur sous la présidence de M. Gérard Bapt, député socialiste, par ailleurs cardiologue. Nous avons travaillé plusieurs semaines, enchaînant de nombreuses auditions de scientifiques, de pharmacologues, de médecins, de représentants du Conseil de l'Ordre des médecins et de celui des pharmaciens, de représentants d'associations de patients, de responsables d'autorités sanitaires telles que l'Afssaps ainsi que de responsables du laboratoire Servier. Il y a d'abord eu la commission d'enquête de l'Assemblée nationale suivie d'une autre, par le Sénat. Nos conclusions ont par la suite été reprises par Xavier Bertrand, alors ministre de la Santé. Celui-ci a alors engagé une étude ministérielle confiée à l'Inspection générale des affaires sociales (IGAS) afin de lancer une réforme du système français de pharmacovigilance. Les deux commissions, celle de l'Assemblée nationale et celle du Sénat, se sont réunies pour discuter d'une proposition de loi relative au renforcement de la sécurité sanitaire du médicament et des produits de santé, nommée par la suite « Loi Bertrand ».

Dans la foulée de la loi Bertrand de 2011, l'Afssaps est devenue l'Agence nationale de sécurité du médicament et des produits de santé (ANSM). La Commission de la Transparence, une commission de la Haute Autorité de santé, a également été réformée : les laboratoires n'y siègent plus, de façon à éviter les conflits d'intérêts. La loi Bertrand a remis de l'ordre dans de nombreux domaines : les visiteurs médicaux, la publicité, les communications et les informations à destination des médecins. Pour que le Mediator arrive auprès des patients, il fallait au préalable qu'il soit prescrit : ce n'était pas un produit qui s'achetait en supermarché et, dans les années au cours desquelles ce problème s'est posé, il était impossible de se procurer des médicaments par Internet. Cette loi a également imposé que le nom des médicaments soit indiqué en DCI (Dénomination commerciale internationale, par exemple l'aspirine a pour DCI « acide acétylsalicylique »). En ce qui concerne les lobbies, la loi Bertrand les oblige désormais à se déclarer auprès des autorités de l'Assemblée nationale. J'ai connu une époque où les lobbyistes pouvaient entrer à l'Assemblée nationale en prenant simplement rendez-vous la veille pour le lendemain. Tout cela a été régulé par cette loi et par de nouvelles règles de disciplines au sein des instances parlementaires.

Le scandale du Mediator a donc abouti à un ensemble important de réformes. Il y avait déjà eu l'affaire du sang contaminé, celle dite « de la vache folle » (avec une contamination au prion conduisant à la maladie de Creutzfeld-Jacob) : chaque drame conduit à des réformes. Mais l'affaire du Mediator a marqué un tournant dans la politique du médicament, afin d'aller vers une plus grande sécurité sanitaire pour les patients.

Au cours d'une enquête parlementaire, quelle qu'elle soit, on étudie les dossiers et on auditionne dans le but de chercher les équilibres, de déterminer où se trouvent les fautes, mais bien sûr, cela n'a aucune incidence sur le volet pénal. Réciproquement, quand on effectue un travail d'enquête parlementaire, on n'endosse pas les habits du juge. Il y a une procédure judiciaire, avec une justice indépendante et une frontière entre ces deux univers. De notre côté, en tant que parlementaires, nous avons effectué un travail d'enquête et d'auditions dont nous avons essayé de tirer des conclusions sans pour autant émettre de jugement impérieux, sans désigner de coupables : ce n'est pas le but d'une enquête parlementaire. Notre rôle est plutôt de dire qu'il y a eu des fautes, des retards, des manquements, qui ont entraîné des complications ; ensuite, c'est à la justice de se prononcer. Le ministre, quant à lui, a émis une proposition de loi afin de changer le modèle français. Par ailleurs, en tant que parlementaire, je n'aurais pas apprécié du tout que la justice – ou toute autre personne ou institution – tente de m'influencer ou de m'orienter. Dans cette affaire, j'ai été convoqué le 5 avril 2023, lors du procès en appel qui s'est tenu au palais de justice de Paris.

Deux autres enquêtes parlementaires auxquelles j'ai participé ont rencontré la caisse de résonance médiatique. Il y a d'abord eu la grippe aviaire (H5N1), en 2004. Dans le cadre, d'une mission d'information, je me suis rendu dans les pays asiatiques en compagnie de Jean-Marie Le Guen, député socialiste, spécialiste des questions de santé publique. Là-bas, nous avons retrouvé le Professeur Michel Kazatchkine, que j'avais connu en tant que directeur de l'Agence française de recherche contre le sida et qui par la suite est devenu directeur du Fonds mondial de lutte contre le sida, la tuberculose et le paludisme. Avec M. Le Guen, nous sommes allés en Thaïlande, en Chine et à Hong Kong, sur les traces du virus H5N1. Nous avons ensuite assisté à la Conférence Conférence ministérielle internationale sur la grippe aviaire qui, à Pékin, a réuni 89 pays en janvier 2006. Le H5N1 était à l'origine de nombreux décès dans les pays du Sud-Est asiatique. Ce virus était source d'inquiétude en France, et partout dans le monde d'ailleurs. Un livre était paru annonçant des centaines de milliers de morts en France et des millions dans le monde entier, une perspective qui s'est révélée fausse (*Pandémie, la grande menace*, de Jean-Philippe Derenne et François Bricaire, Fayard, 2005). Mais la situation était suffisamment alarmante pour conduire au confinement des oiseaux d'élevage et à l'interdiction des marchés de volailles vivantes. Depuis, chaque fois que ce virus est détecté, les volailles d'élevage sont à nouveau confinées, voire abattues. La grande conférence de janvier 2006 était également destinée à réunir des fonds pour financer un plan d'action mondial contre cette grippe aviaire : il fallait prévoir de faire face aux conséquences économiques et sanitaires si cette épidémie se développait. En plus des 89 pays participants, une vingtaine d'organisations internationales (dont la Banque mondiale) étaient représentées. La France a fait partie des pays donateurs pour ce fonds mondial de lutte contre le H5N1. Cette mission parlementaire a été le germe du Plan pandémie sur lequel nous avons travaillé à partir de 2007.

Dans le Gâtinais, Dominique Bussereau, alors ministre de l'Agriculture, est venu visiter un élevage de poulets à Pierrefitte-ès-Bois. Ensemble, nous nous étions rendus dans cet élevage pour voir quelles étaient les règles de sécurité sanitaire mises en place.

La mission d'information a conclu en janvier 2006 que le H5N1 venait des marchés chinois de volailles vivantes. À l'époque, plus de 700 millions d'ouvriers agricoles travaillaient dans les campagnes chinoises. Il était courant que les volailles vivent à l'intérieur des maisons. Avec les importants mouvements de population liés au Nouvel An chinois, on avait la crainte que le virus se diffuse partout dans le monde. L'arc dessiné au-dessus du globe terrestre par les oiseaux migrateurs était une autre source d'inquiétude : les oiseaux passent par le haut de la Russie avant de descendre vers l'Allemagne, où on a retrouvé ce virus, de même qu'en France, dans les Dombes, en région Rhône-Alpes. Chaque fois, il a fallu procéder à l'abattage des volailles dans les élevages. Le virus a ainsi voyagé jusqu'en Afrique où nous nous sommes également rendus, toujours en mission parlementaire, dans la région du lac Tchad, point de réunion de quantités d'oiseaux migrateurs. Ces axes de migrations parcourent la planète, d'où le risque de contamination mondiale par le H5N1. Cette même mission m'a conduit en Anatolie, où les journaux télévisés nous avaient montré des fermes où les poulets dormaient sur les lits des enfants, à l'intérieur des maisons : le virus était en contact direct avec les familles. Il y avait des contaminations, et des drames. Avec la mission parlementaire, nous avons ainsi passé 48 heures à Ankara, afin d'y rencontrer des représentants de l'ambassade ainsi que des représentants du ministère de la Santé de Turquie. Le but était de savoir quelles mesures ils comptaient prendre. À cette occasion, j'ai rencontré le Dr Jacques Drucker, épidémiologiste et frère du célèbre présentateur télé : il était alors en poste en Turquie. Cette mission en Turquie venait mettre la touche finale à un rapport parlementaire. Mais cette épidémie de H5N1 s'est finalement résolue avec un nombre de décès limité. Certains pays ont été plus sérieusement touchés, mais la France s'en est bien sortie. Cette mission m'aura également permis de_rencontrer, à l'université de Hong Kong, le professeur Malik Peiris (c'est lui qui le premier a isolé le SARS-CoV, virus à l'origine de l'épidémie de SRAS tout au début du XXIe siècle), puis à Washington, le Dr Anthony Fauci, qui a été révélé au grand public au moment où il était le conseiller médical et scientifique de Donald Trump, mais qui occupait ce poste depuis l'ère Reagan. Il a continué à exercer aux côtés de Joe Biden avant de quitter ses fonctions en décembre 2022, à l'âge de 82 ans. C'est un homme extraordinairement sympathique et dont on peut dire qu'il est certes petit à l'extérieur, mais très grand à l'intérieur ! Au cours de ce passage aux États-Unis, nous avons visité le quartier général du CDC (*Center for Disease Control and prevention* – Centre pour le contrôle et la prévention des maladies), qui se trouve à Atlanta et dépend de la Défense nationale américaine : on y voyait, heure par heure, l'évolution du nombre de cas de H5N1 dans le monde entier. L'équivalent européen se trouve en Suède, à Stockholm. Cette période a été fondatrice pour le laboratoire P4 construit à Wuhan sur le même modèle que celui de Lyon : ce laboratoire installé en Chine est d'origine française.

Peu après, le H1N1 a été à l'origine d'une commission d'enquête dont j'ai été le rapporteur en 2010. Cette épidémie était cette fois-ci partie du sud des États-Unis et du Mexique. Entre 2009 et 2010, elle a suivi son chemin en direction de l'Asie, avant d'arriver en Europe et bien sûr en France. Là aussi, ce virus était potentiellement mortel. On s'attendait donc à un nombre considérable de décès. Mais des vaccins ont été mis au point dans un délai très rapide. Sur le plan national, il a été décidé de procéder à une campagne de vaccination massive. Ce fut la naissance des « vaccinodromes », le début en France du port de masques chirurgicaux en population générale et de l'information sur les mesures préventives à adopter. Avec le recul, on a l'impression que chaque épidémie constitue une étape, un jalon, vers la gestion de la suivante. Ainsi est né l'ÉPRUS (Établissement de préparation et de réponse aux urgences sanitaires), cet établissement public installé près de Vitry-le-François, dans la Marne, où était entreposé le stock stratégique de masques. C'est aussi à la suite de ce nouvel épisode épidémique que l'on a envoyé des stocks de masques chirurgicaux dans toutes les mairies et à tous les professionnels de santé (médecins, pharmaciens, dentistes, etc.). Mais en France, la campagne de vaccination de 2010 contre le H1N1 a été un échec : seulement 5,36 millions de personnes (soit moins de 8,5 % de la population) ont été vaccinées alors qu'au mois de juin 2022, plus de 53 millions de personnes (soit 80 % de la population française) étaient complètement vaccinées contre la COVID-19. Cet échec de santé publique de l'année 2010 a déclenché la création d'une mission parlementaire afin d'en déterminer les causes. Là encore, j'ai été nommé rapporteur, sous la présidence de Jean-Christophe Lagarde. Cette mission parlementaire a abouti au Plan pandémie.

En regardant ce qu'a été ma carrière parlementaire, je note que le H5N1 a émergé au début du XXIe siècle et a donné lieu à ma première mission sur ce thème. À la fin de cette même décennie, je travaillais sur une mission relative à l'échec d'une campagne vaccinale visant à enrayer une autre pandémie, celle de H1N1. Et dix ans plus tard, je travaillais sur une mission d'information relative à la gestion de l'épidémie de COVID-19. Là aussi, j'ai fait partie de cette mission dotée en juin 2020 des prérogatives d'une commission d'enquête. En 2010, la France était prête à affronter une pandémie. À peine dix ans plus tard, face à la COVID-19, la France était démunie : en l'espace de sept à huit ans, elle a été désarmée. Face à la COVID-19, c'était comme si nous étions partis à la guerre la fleur au fusil, sans munitions, alors que tout avait été prévu et mis en place quelques années auparavant. Entre 2011 et 2019, il y a eu une faute politique : l'administration sanitaire et les ministères auraient dû vérifier l'évolution des stocks de masques et de respirateurs. Souvenez-vous, en mars 2020, lorsque le ministre Olivier Véran énonçait cette phrase *"L'usage du masque en population générale n'est pas recommandé et n'est pas utile"*. Pourquoi a-t-il dit cela ? A-t-il menti ? A-t-il été naïf ? Il n'y avait plus de masques pour faire face à cette épidémie. Dans l'est de l'Asie, les habitants ont depuis longtemps acquis le réflexe de l'usage des masques, car ils ont été très affectés par l'épidémie de SRAS dès 2002-2003. Quand le nouveau coronavirus a émergé, ces pays étaient armés, tandis que, de notre côté, ce n'était pas le cas. Ce désarmement est incontestablement le fait d'une mauvaise gestion de la part de l'État. En mars 2020, lors d'une question au gouvernement, j'ai demandé au ministre de la Santé Olivier Véran combien il y avait de masques au moment de la survenue de la pandémie. Il m'a répondu qu'il y avait 145 millions de masques chirurgicaux. Or on avait prévu un stock de 1,7 milliard de masques, qui avaient été entreposés dans les bâtiments de l'ÉPRUS : où sont-ils passés ? Ils ont été détruits, une grande partie a été brûlée. Normalement, comme le fait l'armée, tous les stocks sanitaires doivent être suivis chaque année. Cette gestion de crise a été une faillite.

En l'espace de vingt ans, j'ai donc travaillé sur trois missions d'information et commissions d'enquête liées aux pandémies.

Il y a bien eu une autre mission parlementaire, qui traitait cette fois-ci de la lutte contre les pandémies, mais dans mon parcours de député, je retiens surtout mon rapport d'information, présenté en décembre 2004, sur la recherche publique et privée en France. Ce travail aurait dû déboucher sur une grande cause nationale : il faut améliorer la recherche médicale. Les budgets qu'alloue l'État à la recherche en général sont trop faibles. Ils le sont particulièrement en ce qui concerne la recherche médicale. J'avais donc insisté sur ce sujet, car dans les domaines médicaux et scientifiques, tout est lié. La recherche médicale en France se fait autour de l'Institut Pasteur, autour des CHU, de l'INSERM et d'autres institutions majeures : il est nécessaire de développer le Plan de recherche en France pour les laboratoires publics comme pour les laboratoires privés afin de ne pas laisser la première place à d'autres pays. Au vu de l'état de la recherche en France, les chercheurs français partent aux États-Unis. Le problème, c'est qu'ils ne reviennent pas. Or virus et bactéries traversent les âges, ils traversent les siècles et sont les compagnons de route de l'humanité.

Comme l'écrit Philippe Douste-Blazy dans son livre *Maladie française* (Éditions de l'Archipel, 2021) : « *Un autre virus pourrait un jour se révéler bien plus meurtrier si nous nous contentons encore de subir les conséquences plutôt que d'anticiper les réponses. Dans vingt ans, dans dix ans, demain peut-être, une autre épidémie plus contagieuse encore pourrait se propager avec un taux de mortalité qui nous foudroierait* ».

Il y aura d'autres épidémies, autant s'y préparer.

ÉPILOGUE

Cette pandémie a mis au grand jour les failles de notre système de santé et montré qu'il fallait raisonner autrement, et ce, sans plus attendre. Nombreux sont ceux qui le disent : il va à présent falloir se mettre à l'ouvrage. Il va falloir taper du poing sur la table pour mettre en œuvre toutes les réformes nécessaires. Car il ne faut pas, demain, commettre à nouveau les erreurs du passé. Il faut regagner ce que nous avons perdu. Mais pour l'heure, au moment où ce livre va être publié, Emmanuel Macron en est à la deuxième année de son deuxième quinquennat.

En 2017, ma famille politique a perdu l'élection présidentielle à la suite du « Penelopegate ». En 2022, nous avons assisté à une défaite électorale de ma famille politique. Le mouvement politique dans lequel je baigne depuis de très nombreuses années a essuyé un terrible coup de semonce. Valérie Pécresse, notre candidate à l'élection présidentielle, avait été choisie au cours d'une primaire interne, étape électorale voulue par les statuts du parti. Cette candidate a malheureusement échoué de façon retentissante : les chiffres sont « abracadabrantesques » (pour reprendre une expression chère à Jacques Chirac). Le fait d'être tombés sous la barre de 5 % des voix a engendré des difficultés de financement puisque Valérie Pécresse n'a pas été remboursée de ses frais de campagne. Fidèle, j'ai participé.

Aujourd'hui se dresse devant nous un grand dilemme. Chacune et chacun d'entre nous se pose la question de savoir où va aller ce parti politique et ce qu'il va faire. Notre mouvement politique doit-il continuer à exister ? À l'intérieur de ce mouvement politique se dressent des courants de pensée qui s'inscrivent dans une évolution, notamment celui de Xavier Bertrand, « Nous France », officiellement lancé en octobre 2022. J'adhère à ce parti à la fois social et populaire, dont les valeurs sont le travail, l'autorité et la responsabilité.

Mes sentiments sont fondés sur la fidélité et la loyauté. Depuis 1981 (et même un peu avant), j'ai toujours suivi et soutenu toutes celles et tous ceux qui ont aspiré à des postes gouvernementaux, à des postes ministériels et à la présidence de la République. Année après année, jamais je ne suis sorti de la ligne qui était tracée, quels que soient les obstacles. Pourtant, il y en a eu. L'époque chiraquienne a connu son lot de difficultés avec, notamment, en avril 1989, l'épisode des « rénovateurs » conduits par Philippe Séguin, Étienne Pinte, François Léotard, Alain Carignon, Michel Barnier et Michèle Barzach. Leur initiative avait tourné court en l'espace de quelques semaines.

Par la suite, je me suis inscrit dans le sillage de Jacques Chirac pour ses deux quinquennats. J'ai travaillé avec les ministres qu'il a nommés en leur offrant fidélité. Par la suite, j'ai soutenu Nicolas Sarkozy dans ses combats comme dans ses difficultés, d'abord avec Dominique de Villepin, puis avec François Fillon, Premier ministre. Droit dans mes bottes, j'ai pensé qu'il me fallait continuer d'être loyal envers notre mouvement politique. Nous avons gagné les élections présidentielles de 2007 ; 2012 fut un premier échec. Nous avons échoué de peu, mais cet échec a été lourd de conséquences puisqu'il a engendré des problèmes de financement. Il y a aussi eu l'affaire Bygmalion qui a entraîné le non-remboursement des frais de campagne. L'invalidation des comptes de campagne a généré ce que l'on a appelé le « Sarkothon ». À l'époque, j'ai mis la main à la poche afin de répondre présent face à la demande de Nicolas Sarkozy. Après cette défaite de 2012, je suis resté fidèle, et j'ai continué la construction d'un groupe parlementaire dans lequel je participais à la commission des Affaires sociales. Je débattais des sujets et je les votais quand ils étaient, à mon sens, en phase avec l'intérêt du pays. Mon opposition ne fut ni systématique ni obstructive.

Puis est arrivée l'élection ratée de 2017, l'échec de François Fillon. Au cours de ces années 2017 à 2022, ma conduite a été la même au sein d'un groupe parlementaire d'une bonne centaine de députés qui constituait la première force d'opposition démocratique. J'ai parfois soutenu les propositions de loi émanant du gouvernement alors en place, mais il m'est également arrivé de marquer mon opposition, notamment sur les questions financières, sur la question sociale, et aussi sur la gestion de la pandémie de COVID-19 ou encore sur la crise des Gilets jaunes. J'ai répondu présent quand il le fallait, mais je me suis aussi opposé quand c'était nécessaire.

En 2022, l'échec aux élections présidentielles a été cataclysmique. Pour la troisième fois, nous sommes passés dans la lessiveuse et nous nous sommes retrouvés démunis. Après la réélection d'Emmanuel Macron le 24 avril 2022, il y a eu certains pourparlers. J'ai été stupéfait de voir le mouvement politique auquel j'appartiens depuis tant d'années, de voir mon groupe parlementaire – qui s'est montré solide au cours de ces dix années passées dans l'opposition – commencer à envisager de s'éparpiller, de se déchirer. Chacun voulait sauver sa peau, au détriment du groupe. C'est comme si chacun des quinze joueurs de l'équipe de France de rugby avait voulu faire cavalier seul au lieu de jouer pour le collectif. Évidemment, cela signait la défaite immédiate.

Deux choses comptent à mes yeux : la fidélité aux personnes et celle aux engagements. Il m’est impossible d'avoir soutenu bec et ongles certains de nos ministres et même un président de la République, de leur avoir apporté toutes mes forces, et de les voir aujourd'hui prendre des chemins de traverse. Ce cheminement m'agace au plus haut point et je pense que les enjeux personnels ont l'air de dominer sur l'effet collectif. C'est ce qui me trouble.

Le moment est venu pour moi de quitter la scène politique. Je souhaite vraiment que chacun reprenne pied et se dise « attention ! ». Il ne s'agirait pas de signer l'acte de décès du mouvement politique que nous portons depuis le milieu des années 70, quand Jacques Chirac a créé le RPR. En 1981 et 1988, la droite a perdu face au socialisme, pour ne revenir au pouvoir qu'en 1995. Pendant tout ce temps-là, les mouvements politiques de la droite républicaine ont continué à exister. Face à l'adversité, il ne faut pas perdre le fil et se dire que tout est terminé, que le dernier clou du cercueil de notre mouvement politique va être enfoncé.

Les solutions existent, mais il faut y réfléchir calmement. Un nouveau gouvernement a été formé. Contrairement à l'ambition macroniste, la pêche a été congrue du côté des LR. Il y a ceux qui ont quitté le navire et ceux qui sont restés. Par la suite, je pense qu'il y aura une refondation, une rénovation, une restructuration de notre parti, sans laisser interférer les intérêts personnels. Il s'agit de reconstruire collectivement un ensemble qui sera la persistance d'une droite républicaine associée aux centristes, de façon à constituer une force alternative. Car il faut une alternative au gouvernement, d'autant plus que, conformément à notre Constitution, le président actuel ne pourra pas se représenter en 2027, du fait des statuts. Cela laisse dès à présent le champ libre à la réflexion de celles et ceux qui, à cette date, auront les capacités pour être candidats à la magistrature suprême. Ce n'est pas en 2026 qu'il faudra commencer à y penser, c’est maintenant. Je pense qu'il faut que chacun retrouve ses fondamentaux, sinon le retour sera impossible, je le regrette pour celles et ceux qui seront partis.

J'ai le mauvais pressentiment – et j'espère que ce n'est qu'une impression – que nous nous trouvons dans une phase de chaos, dans un magma composite à l'intérieur duquel les uns et les autres suivent des courants différents et où chacun ne sait plus où il habite. C'est là où loyauté, fidélité et famille politique sont des termes qu'il faut essayer de récupérer. Ils doivent incarner des valeurs fondamentales. Je me refuse à accepter que cette famille politique disparaisse et j'en appellerai à la conscience de chacun. Je les ai soutenus les uns et les autres, y compris quand cela n'allait pas très bien : il faut qu'ils sachent que c'est normal, c'est la vie. On peut avoir des idées différentes, mais ce n'est pas pour cela qu'il faut abandonner le navire afin de partir vers le plus offrant. Un jour ou l'autre, la situation peut se retourner et le plus offrant peut alors devenir le moins offrant. L'herbe n'est pas plus verte ailleurs, le proverbe est également valable pour les familles politiques, le passé l'a démontré.

J'ai grandi en même temps que la génération du baby-boom. Après avoir usé mes fonds de culotte à l'école et m'être formé sur les bancs du lycée et de la faculté, j'ai endossé la blouse blanche dans le monde hospitalier avant d'adopter la profession de médecin de terrain et plus précisément de cardiologue. Par ce livre, j'ai souhaité évoquer une bonne quarantaine d'années de souvenirs avant de franchir une nouvelle étape. Ma vie politique a d'abord été dirigée vers la vie d'une municipalité, pour le profit de ses habitants. J'ai soutenu cette ville, je l'ai vue se développer, s'améliorer, prospérer économiquement, socialement, ainsi que du point de vue de l'urbanisme. Je pense avoir été un peu un bâtisseur, mais ça, ce seront les Montargois qui en jugeront. En tant qu'élu, je suis passé de la Ville à la Région dans un premier temps ; puis à la Nation, dans mon rôle de parlementaire. Je suis entré à l'Assemblée nationale qui est le cœur battant de la démocratie, là où mûrissent et naissent les lois, là où sont évalués les exécutifs. Je n'ai pas été ministre : je ne le souhaitais pas. Pendant ces vingt années, j'ai souhaité être à la fois maire et parlementaire : cela aurait été incompatible avec un portefeuille de ministre. Et puis quand on est ministre, ce n'est que pour un temps donné. C'est un CDD extrêmement court : cela ne correspondait pas à mon ambition. Par contre, mon ambition a été de travailler dans les centres d'intérêt qui sont les miens, à savoir le social, le sanitaire, la recherche, les épidémies (puisque mes missions parlementaires ont porté sur les épidémies bien avant la COVID-19). Mon parcours ressemble à un relais, un « 4 × 20 ans » comme d'autres font un « 4 × 100 mètres » : mes vingt ans de jeunesse, mes vingt ans de blouse blanche, mes vingt ans de cardiologie et mes vingt ans de Parlement. Ce parcours a été passionnant. Il arrive effectivement à la fin, il y a une conclusion à en tirer. Il faut s'arrêter afin de laisser place à de plus jeunes, à des compétences différentes et que le flambeau soit repris, que ce soit au niveau municipal, territorial ou national. À 80 ans, il n'y a aucun abandon de ma part. Compte tenu de ma santé physique et morale, je garde l'ambition de pouvoir conseiller, et continuer à suivre l'actualité tout en anticipant l'avenir. Car le monde change : il faut donc entrer dans un monde moderne. Pour un « ancien », c'est peut-être difficile, mais j'ai envie de faire cet effort. Demain, il y aura encore de nouvelles technologies, encore de nouvelles recherches, encore de nouveaux progrès dans le domaine médical, scientifique, informatique, numérique. Compte tenu de la longévité qui va encore progresser, il faudra suivre l'évolution de la santé et de la dépendance de chacun, pour que personne ne soit oublié, pour que personne ne soit laissé sur le bord du chemin. Si je peux apporter ma pierre à cet édifice après l'arrêt de ma vie publique, c'est ce que je souhaiterais. J'aurai peut-être un retour vers ma vie familiale, que – comme beaucoup d'entre nous – j'ai laissée de côté par la force des choses. Cela me permettra de voir mes six petits-enfants entrer dans la vie moderne, un passage qu'il faudra effectivement préparer et surveiller. On entend parfois dire « C'était mieux avant », moi je ne le dis pas. Je dis plutôt qu'il y a eu de fantastiques progrès, que la France est un pays merveilleux. Pour rien au monde je n'aurais voulu habiter ailleurs, que ce soit dans mon pays, mais aussi dans ma région et encore plus précisément entre Montargis et Sully-sur-Loire, mon cordon ombilical, mon lieu de naissance : j'y reste attaché. On sait déjà que, dans les années à venir, il va y avoir beaucoup de centenaires. On va donc vieillir plus longtemps, j'espère en bonne santé et en étant le moins dépendant possible. Mais nous allons assister à une grande évolution, voire à une révolution dans le quotidien. Il faut faire preuve d'une grande prudence à cet égard et je souhaite que de gros efforts soient fournis pour la défense du climat. Il faut aussi que nous ayons l'ambition d'une autonomie alimentaire absolue, c'est un point crucial pour les décennies à venir, sinon ce sera un frein au progrès. Notre pays est beau, attention à ne pas le rendre malade. Ne rendons pas malade notre environnement.

Dans ce livre, j'ai longuement parlé des problèmes liés à la santé : c'est un grand sujet pour l'avenir. Il faut trouver le moyen de continuer à financer notre sécurité sanitaire, source de progrès et de prospérité. Mais il faut aussi songer à l'environnement. On parle de protéger la planète, moi je dis : protégeons notre pays et notre environnement proche, c'est déjà la première marche vers l'environnement dans lequel nous vivons.

Bibliographie :

BOUET Patrick, *Santé : explosion programmée*, Éditions de l'Observatoire, 2018, 192 pages.

BRUGE Roger, *Les Combattants du 18 juin*, tome 3 *L'Armée broyée*, Éditions Fayard, 1987, 438 pages.

DERENNE Jean-Philippe et BRICAIRE François, *Pandémie, la grande menace*, Fayard, 2005

DOUSTE-BLAZY Philippe, *Maladie française*, Éditions de l'Archipel, octobre 2020, 312 pages.

HOUSSIN Didier, *L'Ouragan sanitaire*, Éditions Odile Jacob, mai 2021, 304 pages.

MORIN Edgar, *Changeons de voie, les leçons du coronavirus*, Éditions Denoël, juin 2020, 160 pages.

POULET Jacques, SOUMIA Jean-Charles, *Histoire de la médecine, de la pharmacie, de l'art dentaire et de l'art vétérinaire*, Éditions Albin Michel, 1977, 8 volumes.

SPINNEY Laura, *La Grande tueuse*, Éditions Albin Michel, septembre 2018, 432 pages.

VALLANCIEN Guy, *La Médecine sans médecin ? le numérique au service du malade,* Éditions Gallimard, coll. « Le Débat », 2015, 304 pages.

ZYLBERMAN Patrick, *La Guerre des vaccins*, Éditions Odile Jacob, juin 2020, 349 pages.

Table

Partie IV : Les leçons de la pandémie

Partie V : Quelle santé en 2050 ?

Partie VI : La médecine pour ADN

Partie VII : Genèse d'un homme politique

Partie VIII : Un médecin engagé en politique

Structures éditoriales du groupe L'Harmattan

L'Harmattan Italie
Via degli Artisti, 15
10124 Torino
harmattan.italia@gmail.com

L'Harmattan Hongrie
Kossuth l. u. 14-16.
1053 Budapest
harmattan@harmattan.hu

L'Harmattan Sénégal
10 VDN en face Mermoz
BP 45034 Dakar-Fann
senharmattan@gmail.com

L'Harmattan Cameroun
TSINGA/FECAFOOT
BP 11486 Yaoundé
inkoukam@gmail.com

L'Harmattan Burkina Faso
Achille Somé – tengnule@hotmail.fr

L'Harmattan Guinée
Almamya, rue KA 028 OKB Agency
BP 3470 Conakry
harmattanguinee@yahoo.fr

L'Harmattan RDC
185, avenue Nyangwe
Commune de Lingwala – Kinshasa
matangilamusadila@yahoo.fr

L'Harmattan Congo
219, avenue Nelson Mandela
BP 2874 Brazzaville
harmattan.congo@yahoo.fr

L'Harmattan Mali
ACI 2000 - Immeuble Mgr Jean Marie Cisse
Bureau 10
BP 145 Bamako-Mali
mali@harmattan.fr

L'Harmattan Togo
Djidjole – Lomé
Maison Amela
face EPP BATOME
ddamela@aol.com

L'Harmattan Côte d'Ivoire
Résidence Karl – Cité des Arts
Abidjan-Cocody
03 BP 1588 Abidjan
espace_harmattan.ci@hotmail.fr

Nos librairies en France

Librairie internationale
16, rue des Écoles
75005 Paris
librairie.internationale@harmattan.fr
01 40 46 79 11
www.librairieharmattan.com

Librairie des savoirs
21, rue des Écoles
75005 Paris
librairie.sh@harmattan.fr
01 46 34 13 71
www.librairieharmattansh.com

Librairie Le Lucernaire
53, rue Notre-Dame-des-Champs
75006 Paris
librairie@lucernaire.fr
01 42 22 67 13

www.ingramcontent.com/pod-product-compliance
Lightning Source LLC
LaVergne TN
LVHW011310061026
849535LV00005B/1487
9782140498350